妙手镌骨七十载

上海市第六人民医院骨科
发展纪略

复旦大学历史系《医疗卫生史》课题组　编

上海人民出版社

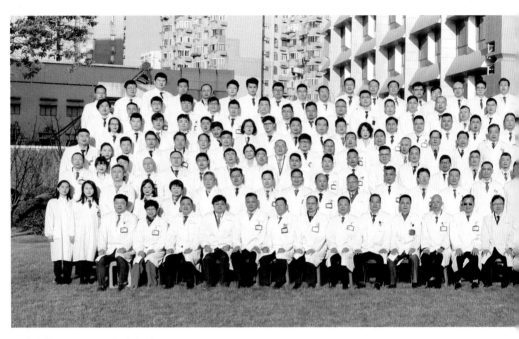

上海市第六人民医院骨科合影

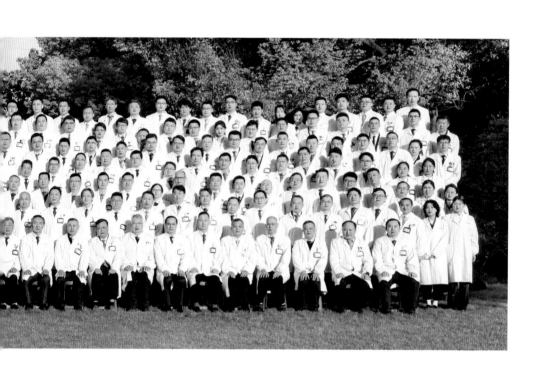

课题组组长：李宏图

课题组执行组长：张晶晶

执笔人：朱莹琳　袁　尚　姚　聪　伍繁启

目　录
CONTENTS

第一部分

1949—1958

医院建制

上海市第六人民医院的前身是西人隔离医院，于光绪三十年（1904年）由上海公共租界工部局创建，治疗霍乱、天花等传染病，专收外侨。20世纪前半叶，时局动荡，战乱频繁，医院曾被汪伪政府和国民党政府接管，先后改名为长安路隔离医院、上海市立疗养院和上海市立第六医院。在1949年上海解放后，医院更名为上海市立第六人民医院，后又更名为上海

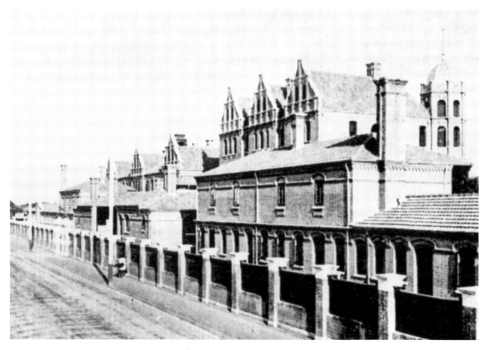

1904年，西人隔离医院（医院北侧）

市第六人民医院（以下简称"六院"）。[1]此时，由于长年战争的破坏，全国物资匮乏，经济严重落后，人民的健康状况不容乐观。

中华人民共和国成立之初，面临着除旧布新，从各个方面巩固新政权，建设新国家的繁重任务，加快医疗卫生事业建设关乎人民的生命安全和身体健康，是其中的一项重要工作。卫生部门在党的领导下，建立和发展医疗卫生机构，注重新中国的医疗基础设施建设和医疗机构的制度建设。除了在城市增设各类医院外，也逐步增设门诊和疗养院，并且改善医院管理制度，精简组织，减少医务人员的兼职；合理规定门诊、住院、疗养病人的条件；改善挂号、就诊、取药的办法等。此外，国家也培养壮大了医疗卫生队伍，改造和扩建了一批医学院，培养了中医、西医、中西结合等各类各层次人才，为新中国的卫生工作输送了大批专业医护人员。在党和政府的领导下，医学研究机构也相继成立，不仅从事科研，也向大众普及医学科技知识。[2]

在这样的形势下，六院顺应时代潮流，逐渐完善和落实了各种规章制度，并在执行过程中不断改进优化，使之更为适应新时代医院管理、医疗服务能力和科研水平的行业发展战略和要求。1949年，六院有内科、外科、妇产科、小儿科、眼科、耳鼻喉科、牙科、X光室、保健科9个科室，另设有药剂室、检验室及护理部等，全院职工141名，病床200张。同年，六院先后制定了《住院规则》《诊治规则》《各级医务人员守则》《住院医师及住院总医师服务规程》《助理住院医师服务规程》《实习医师服务规程》《护理常

---

[1] 2002年，上海市第六人民医院成为上海交通大学附属医院，上海市第六人民医院又称上海交通大学医学院附属第六人民医院。
[2] 关于卫生部门整顿改革的资料，参见钟冰：《建国初期（1949—1956）党的领导集体医疗卫生思想研究》，湖南中医药大学硕士学位论文2015年，第31—39页。

规》《检验室接收病室标本暂行办法》8 种医疗护理制度，制定了院务会议、医务会议、员工月会及各科室会议 4 种会议制度；制定了学术演讲、尸体解剖及成方剂等 4 种学术制度。[1]1950 年，六院成立业务学习促进委员会，积极开展学术交流和业务学习，定期邀请院外专家和院内医师举办讲座，在院内形成了良好的学习风气和求知若渴、好学不倦的浓厚氛围。1953 年 2 月，六院成立院务管理委员会，进一步完善制度建设，包括业务管理制度（7 项）、行政管理制度（9 项）、人事制度、会议汇报制度（7 项）和学习制度，[2]管理基础得到夯实，各部门也明确了职责分工，做到了同心协力、各司其职。1956 年，六院迁至上海市北京西路 1400 弄 24 号，床位由 285 张扩充到 400 张。医院占地面积 14987 平方米，有 1930 年建造的病房大楼两幢，建筑面积 1.4 万平方米。上海市卫生局还拨款对南北大楼进行内外装修，就医环境得到极大改善。与此同时，六院逐渐汇聚了众多名医大家，董承琅、宋杰、周诚浒、邹仲、姚和清、梁树芳、胡志远、高日枚、殷木强等成为医院中坚力量，医院还聘请了粟宗华、高镜朗、屠开元、裘法祖等为学术顾问，医疗技术力量大为增强，为日后的科研和医疗业务发展提供了强大动力。同年，结合实际情况，六院制定《上海市立第六人民医院十二年工作规划（1956—1967）》，继续深化制度建设和管理机制，描绘了未来的发展蓝图。[3]规划目标具体、任务艰巨、使命光荣，有助于加强全院职工的凝聚力，形成以精诚团结、群策群力、同心同德为特色的医院文化，打造新时期医院的典范。

---

[1] 上海市地方志编纂委员会：《上海市第六人民医院志》，上海科学技术文献出版社 2021 年版，第 6 页。
[2] 同上书，第 7 页。
[3] 同上书，第 6—7 页。

由此，六院基本上建立起较为健全的规章制度，构成了议事有规则、管理有办法、操作有程序的良好格局。规范的管理提升了工作效率，六院得以不断扩大业务范围和服务规模，同时完善设备配置，并大力鼓励科研创新，提高临床技术水平和对外影响力，以此荟萃八方英才，组建起一支技术过硬的医疗队伍，为日后医学技术的创新、医学人才的汇集、医学学科的发展以及医院文化的赓续奠定了良好基础。

第二部分

1959—1979

1. 骨科建制与断肢再植

六院围绕医疗人才、科研能力和医疗服务水平等方面所作出的一系列努力，使医院进入了快速发展时期，也为各科室的建设提供了绝佳机遇，搭建了良好平台，汇聚了优质医疗人才和资源。而打造高质量、高水平的科室和学科也是医院的立院之本，是医院提升核心竞争力的关键，有助于医院奠定行业地位、扩大社会影响力。这样互为促进的关系使得六院与骨科彼此配合、协同发展，在时代滚滚潮流中携手同行、同舟共济。

六院建院以后没有设置骨科专业，骨科的门急诊病人均由外科诊治，住院病人也收在外科病房。[1] 1958 年，陈中伟进修结束回院，才设置了 20 张骨科病床，由陈中伟负责骨科业务，并聘请瑞金医院的过邦辅为技术顾问。[2] 直到 1959 年，骨科才有了独立的建制，虽然一开始病人数量较少，但新时代和新形势很快为骨科提供了发展的良机。

1.1 社会主义工业化建设与手外伤治疗

中共中央七届二中全会确定使中国稳步地由农业国转变为工业国。20 世纪 50 年代，我国国民经济基本恢复。1953 年 9 月，中共中央公布了党在

---

[1] 上海市地方志编纂委员会：《上海市第六人民医院志》，上海科学技术文献出版社 2021 年版，第 216—217 页。

[2] 同上。

过渡时期的总路线和总任务，计划用三个五年时间实现国家的工业化，同时完成对农业、手工业和私人资本主义工商业的社会主义改造。1956年，中共八大提出了十五年建成基本完整的工业体系、五十年建成强大的社会主义工业国的宏伟目标。社会主义工业化建设在各行各业如火如荼地开展起来，医疗工作者也纷纷加入劳动生产的队伍。

陈中伟于1954年毕业于上海第二医学院，被分配到六院任住院医师，随后赴上海广慈医院进修。1958年，党和政府向医务人员发出了号召"到工厂去、下农村去，到生产的第一线去"，他积极响应号召，与同事们一起到了上海铁合金工厂，与工人同吃同住、一起劳动。[1]在翻砂车间，他逐步摸清了翻砂工人的工作环境和劳作姿势，这才恍然大悟，发现了工人们总是腰酸背痛、劳动效率低下的根源所在。为保障工人劳动能力、方便工人就医，他提出了一系列简易可行的治疗方法，如针灸、推拿、工间体操等，并在工厂内大力推广，成效卓著，受到工人同志的欢迎。[2]

在为建设社会主义国家而充满热情和干劲进行工作、挥洒汗水之时，也有不少工人不幸受伤。面粉厂的一位老工人在一次事故中丧失了一只手，事后他和陈中伟说："我个人少了一只手，给生活上带来了一些不方便。影响倒不大，使我最难过的是，今后我不能够像以前一样为党工作，充分发挥自己的能力了。"[3]陈中伟听完之后，既深深感动于工人为社会主义建设无私奉献的宝贵品质，也真切领会到工人的健康就是最大的生产力。他暗暗下定决心向这位工人学习，把全心全意为生产、为人民的健康、为社会

[1]《在全国政协上汇报断手再植经过及体会》，1964年，上海市第六人民医院档案馆藏，WS.1. 1964-008-2。

[2]《陈中伟同志情况简介》，1967年6月26日，上海市第六人民医院档案馆藏，WS.1. 1963-001-1。

[3]《在全国政协上汇报断手再植经过及体会》，1964年，上海市第六人民医院档案馆藏，WS.1. 1964-008-2。

主义工业化建设服务作为自己的人生信条。

带着在下厂时获得的启发，回院后陈中伟总结了骨科门诊和急诊的病例，发现手外伤的病人特别多，且大多是工人同志。于是，他致力于研究手外伤的治疗，希望改善受伤工人的境遇。为找寻病因线索，骨科医生们深入工厂进行调查，他们发现以前不重视劳动保护，工人受伤之后又得不到良好的治疗，老师傅大多手上伤痕累累，甚至指头残缺不全。怀着对受伤工人的恻隐之心，也是出于医者救死扶伤的职业本能，陈中伟在工作时勤勤恳恳、夙夜不懈。他每遇到一个手外伤病例，就结合病情大量研读有关文献资料。为了熟练手部手术技能，一有机会他就在解剖室复习手的解剖，制作有关标本。1960年，陈中伟还到北京积水潭医院进行了一次短期参观学习，专门向手部整形外科医生王树宽学习讨教，并在手术中用整形外科的高操作标准来要求自己。[1]经过日积月累的刻苦练习，陈中伟进步得很快，成功接上了一只断了四分之三的手。

在工厂劳动中，陈中伟了解了工农群众的生活，熟悉了他们的病情，强化了他工作的责任感。工人们激情昂扬，为改变国家贫穷现状而赴汤蹈火，这给予了他很大的鼓舞。他因此萌生了要把自己的命运融入广大劳动人民的命运的想法，一起为建设工业现代化、农业现代化、国防现代化、科学技术现代化的社会主义强国而不懈奋斗、鞠躬尽瘁。怀着这样崇高的信念和坚定的决心，陈中伟苦心钻研，全身心投入到技术研究中。

1.2 断肢再植手术经过

1963年1月2日清晨，上海机床钢模厂青年钳工王存柏由于工作不小

---

[1]《在全国政协上汇报断手再植经过及体会》，1964年，上海市第六人民医院档案馆藏，WS.1.1964-008-2。

心，右手被机床的冲头齐手腕轧断。车间红十字卫生员立即将他送到六院进行抢救。当时有一位老工人在机器旁边，发现了沾满机油手套中的断手，就让救护人员带上，好心提醒说"您们把它带上，可能医生有用"。来到六院之后，医生和护士们迅速赶到，并以最快的速度准备好了手术器械。当时的常规治疗是将断端缝合，愈后装配义肢。时任骨科主治医师的陈中伟考虑到断肢离体不久、断面齐整、断肢完整，具备一定的手术条件。虽然国内外没有成功的先例，但经过几年的手外伤研究，陈中伟和骨科医生们对接活断手有一定的信心。更重要的是，经历了下厂劳动，医务工作者们深悉劳动能力的恢复对工人王存柏的重要意义，他需要这只手去劳动，为工业生产贡献力量，并在此过程中实现个人价值。因此，陈中伟果断决定手术，接活这只手。他的决定得到党组织支持。

早在1903年，断肢再植的想法就由一位德国科学家提出，他进行了实验，但并未成功。此后，许多学者都进行了尝试，希望这一领域能够有所推进。到1953年，苏联人拉普钦斯基（Lapchinsky）的动物实验才首获成功。[1] 国内不少医院也开展了相关的实验工作。1962年，第二军医大学的屠开元、徐印坎和赵定麟发表了他们进行离断肢体再植的动物实验报告。在完全离断肢体的11条狗中，5条再植成功。通过总结经验，他们发现缝合血管和黏合血管的方法都行不通，于是发明了"套管式血管吻合法"[2]。具体的操作方式是先将血管断端伸入一个特制套管内，再将血管内膜翻转套在套管外，然后，再将另一血管断端套在已翻转的血管壁上，最后用细

[1]《断肢再植术简介》，https://www.lishixinzhi.com/zs/post/1023719.html，2022年2月19日。

[2] 屠开元、徐印坎、赵定麟：《离断肢体再植术的动物实验》，《中华外科杂志》1962年第1期，第1—4页。

丝线结扎。

动物实验的成功为断肢再植打下了坚实的实验基础和理论根基，陈中伟深知中、小血管的修复才是断肢再植成功的关键所在，在手术前他请求院方组织相关科室的专家支援，与血管外科副主任钱允庆一起开展手术。手术的第一关是接骨，经过迅速的急诊清创，缩短骨端，陈中伟用钢板螺丝钉对桡骨做了内固定。但手术依旧面临诸多困难，狗腿与人手的血管直径不同，前者大约为 4 mm，而后者仅有 2.5 mm，在反复研究了好几种办法之后，医生们最终决定采用塑料管套接。护士长宗英从医院仓库找来各种口径的塑料管，但是细管子数量不够，护士长宗英急中生智，将临时找来的空心管塑料绳加热拉长，绳子变细了，正好与血管直径吻合。于是钱允庆顺利地套接上了四条主要的血管，即桡动脉、尺动脉、头静脉和贵要静脉。陈中伟和助手奚学荃继续战斗，又缝合了 18 条前臂伸、屈肌腱和 2 条主要神经。时针指向五点半时，胜利的曙光终于来临了。经过七个多小时的奋战，王存柏的断肢再植成功。[1] 干瘪的血管鼓起来了，原本苍白的手泛起了红润，人们的脸上也泛起了笑容。

术后第二天，再植肢体突然发生肿胀。不到半天，手背肿大了 3 厘米，情况十分危急。骨科医生紧急动员起来，党总支书记朱瑞镛亲自领导会诊。经过与外院的骨科和外科专家的商讨，陈中伟等决定切开减压，肿胀逐渐消退。但是此时伤口仍然十分易感染，稍有不慎就会功亏一篑，于是王存柏搬进了无菌的隔离病房。住院医生鲍约瑟和护士们精心看护，一刻也不松懈。终于，细菌感染这一关也安然渡过了。[2] 除此之外，护士每天都专

---

[1] 陈中伟主编：《创伤骨科与断肢再植》，上海人民出版社 1974 年版，第 524 页。杨田：《用手术书写神话——记陈中伟院士与世界首例断肢再植手术》，《中国处方药》2004 年第 1 期第 22 卷，第 83 页。

[2] 刘建国：《断手复活记》，《儿童时代》1963 年第 16 期。

门为病人按摩，进行太阳灯、紫外线照射和超短波治疗，以防止肌腱粘连和肌肉萎缩，促进手功能的恢复。[1]三周后伤口愈合。三个月后，骨科又为王存柏做了植骨术和神经松解术。由于坚持理疗和功能锻炼，再植肢体功能恢复良好，王存柏能执笔书写，提重达六公斤，还能打乒乓球。术后七个月，经 X 光血管造影检查和著名外科专家会诊鉴定，这只再植右手的肢体血液循环正常，被接上的骨头神经和肌腱都生长良好。[2]

成功接活完全离断的人体肢体，这在当时世界范围内也是前所未有的。这次手术是我国医学科学领域一次里程碑式的重大突破，也为世界医学发展作出了重大贡献。在社会主义改造基本完成后，虽然我国物质基础有所增加，但生产力和科学文化水平相对低下，对留学归来的医生和专家以及外国技术仍有一定的依赖性。而断肢再植成功后，我国医务人员受到了极大的鼓舞和激励，坚定了对本国医学科学的信心，以中国医生、中国医术为傲。鉴定断肢再植成功后，国家对六院的成就进行表彰，并将之树为模范进行广泛的宣传报道。

1.3 国内的表彰和学习

1963 年 8 月 6 日，《人民日报》发表了新华社记者采写的通讯《保住这只手》，详细介绍了六院实施断手再植手术的过程和王存柏右手的恢复情况，同时在头版配发社论《为什么断手再植能够成功》，条理清晰地分析了手术成功的思想基础。差不多同一时间，《解放日报》《健康报》《文汇报》《工人日报》《中国青年报》《光明日报》集中发表报道，赞扬和宣传这一项重大的技术革新。

---

[1] 新华社记者陆左华、熊铮彦：《保住这只手》，《人民日报》1963 年 8 月 6 日。
[2] 《上海市第六人民医院施行成功一次重大手术》，《人民日报》1963 年 8 月 6 日。

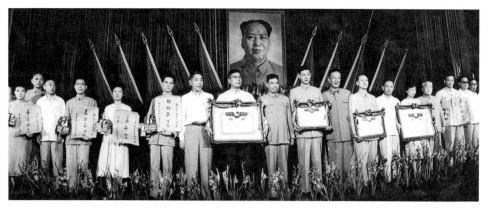

1963 年 8 月 13 日，卫生部在沪举行授奖大会，表彰第六人民医院断手再植成功

1963 年 8 月 7 日，周恩来总理和陈毅副总理在上海展览中心友谊会堂接见了参与断手再植手术的医务工作人员，包括上海市第六人民医院外科副主任钱允庆，骨科主治医师陈中伟，中共上海市第六人民医院外科支部副书记、外科主治医师王智金，外科医师鲍约瑟，护士长宗英，副护士长华景燕，中共上海市第六人民医院总支书记、院长朱瑞镛等。周总理称赞几位医务人员在中国外科手术上完成了一项具有重大意义的创造性工作，也鼓励几位医务人员继续努力，争取在又红又专的道路上取得更大的成就。[1] 能受到周总理的鼓舞，陈中伟等人十分激动，决心再接再厉，不辜负党和国家的期待。

1963 年 8 月 13 日，卫生部在沪举行授奖大会，表彰第六人民医院断手再植成功。这是医学科学领域第一次获得国家名义的嘉奖，影响深远。中共中央华东局第一书记、中共上海市委第一书记、上海市市长柯庆施，中华人民共和国卫生部副部长张凯，中共上海市委书记处书记陈丕显、曹荻秋，中共上海市委书记处候补书记石西民，上海市副市长宋日昌等，以及来自各省、市、自治区卫生部门的代表，上海和各地的医学专家等两千人

---

[1] 《周总理和陈副总理会见钱允庆陈中伟等同志》,《人民日报》1963 年 8 月 8 日。

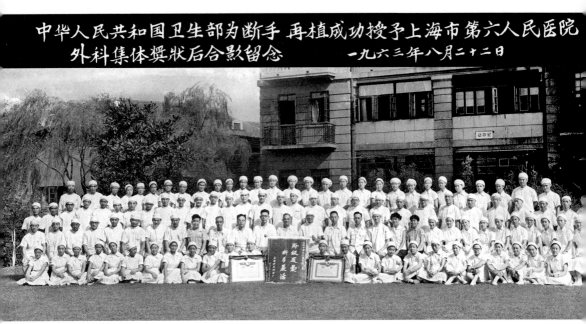

中华人民共和国卫生部为断手 再植成功授予上海市第六人民医院
外科集体奖状后合影留念　　一九六三年八月二十二日

1963年8月22日，中华人民共和国卫生部为断手再植成功授予
上海市第六人民医院外科集体奖状后合影留念

出席了大会。据新华社报道："根据卫生部门的决定，授予上海市第六人民
医院集体奖金一万元，供添置医疗设备之用；分别授予上海市第六人民医
院外科全体同志、骨科护理小组全体同志和主持这次手术的主治医师陈中
伟、外科副主任钱允庆以集体奖状和个人奖状，并给予陈中伟、钱允庆各
记大功一次；医师王智金、鲍约瑟、奚学荃，护士长宗英、副护士长华景
燕各记功一次，同时分别奖给他们以《毛泽东选集》一套以及其他实物奖
品。"[1] 王存柏也在嘉奖大会上作了发言，他热泪盈眶、无比激动地表示：
"党使我的断手复活，党对我的关怀超过了父母。"[2] 正是在党的教育下，医

[1]《中华人民共和国卫生部在上海举行授奖大会，表彰上海市第六人民医院施行断手
　　再植成功》，上海市卫生局编：《断手复活》，上海人民出版社1963年版，第9页。
[2]《党的恩情我一辈子也忘不了：病员王存柏同志在授奖大会上的发言》，上海市卫
　　生局编：《断手复活》，上海人民出版社1963年版，第96页。

生们高度重视他的劳动能力，竭力保住了他的手，今后他也会把这份恩情永远地铭记在心，并通过孜孜不倦的工作报答党和国家的深恩厚德。

总体而言，《人民日报》《解放日报》《健康报》的社论和中共中央华东局第一书记、中共上海市委第一书记、上海市市长柯庆施与中华人民共和国卫生部副部长张凯的讲话强调了断手再植的成功是由于医务工作者坚持红专道路，是由于第六人民医院认真贯彻执行了党提出的领导、专家、群众的三结合方针。在手术后发生肿胀以及后期的功能恢复过程中，曾经举行多次会诊，都是在医院党政领导下组织进行的。专家们对于肿胀的消除与感染的控制，都提供了宝贵的意见。护士们反应迅速，准备好了手术所需的物质，还有工厂的工人同志们也努力帮忙，这些举动都体现了领导、专家、群众在挽救生命中的密切的配合。断肢再植手术的成功也离不开医务工作者们在劳动中建立起来的阶级感情，这要归功于党对于六院医护人员的培养教育，他们经过下厂下乡的实际锻炼，与劳动人民之间产生了深厚情谊，也领会到手是工人兄弟的重要生计保障，也是为社会主义大厦添砖加瓦的关键依托。因此在外科手术中，六院的医生们才有愿望和胆魄去打破医疗史上的陈规，才敢于担起责任和风险，敢于挑战前人从来没有成功过的手术。他们在攀登医学科学高峰时不仅大胆创新还缜密细致，发扬了敢想、敢说、敢做的"三敢"精神和严肃性、严格性、严密性的"三严"精神。[1]

在思想感情层面，领导人的讲话提倡发扬"全心全意为人民服务，救

---

[1]《中共中央华东局第一书记、中共上海市委第一书记、上海市市长柯庆施同志在授奖大会上的讲话》《伟大的创举、光辉的范例——中华人民共和国卫生部副部长张凯同志在授奖大会上的讲话》，上海市卫生局编：《断手复活》，上海人民出版社1963年版，第11—22页。

死扶伤的革命人道主义精神"[1]。在断肢再植事迹中，医务人员心怀对劳动人民的热爱，秉持"医疗为民"的宗旨，动员了一切力量千方百计地接活断肢，并想方设法解决术后出现的一系列问题，把维护和保障人民的健康作为最高使命。在医疗技术方面，鼓励医务人员钻研业务。断手再植的成功证明了六院医务人员扎实的业务基础和精湛的技术水平，这是他们平时勤思考、广积累的结果。断肢再植成功之前，六院骨科医生就多次去工厂调查研究手外伤的预防措施，积极开设了手外伤的专科门诊，积累和总结了丰富的临床实践经验。陈中伟曾接好过一只断了四分之三的手，钱允庆拥有较丰富的接血管的经验，外院专家在动物实验中积累的消肿经验，这些都对手术的成功至关重要。中华人民共和国卫生部副部长张凯也谈到基

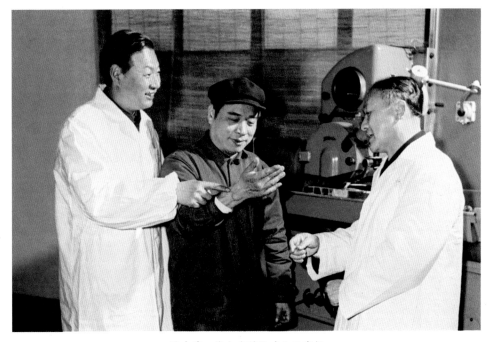

陈中伟、钱允庆随访病人王存柏

[1]《卫生部对六院施行断手再植成功事例的宣传报道和嘉奖的初步意见》，1963年7月16日，上海市第六人民医院档案馆藏，WS.1. 1964-007-8。

本功的训练，认为老一辈专家应当精益求精，不断发展，不断提高，并大力培养新生力量，而年轻医务人员特别要加强基础理论、基本知识、基本操作的训练，扎扎实实练好基本功。在医院管理与协作方面，讲话强调在断手再植过程中集体主义和团结协作所发挥的力量。病人王存柏一入医院，从急诊室到手术室，从手术室到病房，始终配合得很好，效率很高。这一切都表明，极高的政治素养、雄厚的专业实力和院内的密切协作是手术的成功所必备的条件。

这一时期党对医疗卫生领域的基本工作要求就是走红专道路，在工作中发扬革命精神，把革命化与教学、医疗和科研紧密结合。发展医疗、学术和科学，以更好地为生产服务。而陈中伟断肢再植成功成了宣传这一思想的极佳案例，在社会主义卫生理念的弘扬中发挥了重要作用，有助于调动医护人员的工作积极性，开拓医学科学和医疗卫生技术发展的更广阔的空间。

1963 年 8 月 29 日，卫生部下发文件，号召全体医药卫生人员认真学习六院断手再植成功的事迹，学习他们对人民疾苦的高度政治责任感，学习他们集体协作全心全意为人民服务的思想，学习他们刻苦钻研业务的精神。[1]文件指出，在学习过程中应该注意培养和创造先进单位和典型人物，以推动整体工作的发展与提高，及时发现和表扬卫生工作岗位上的好人好事、好典型。六院依照上级指示，对全院医务人员进行思想教育，院领导也召开先进事例的全院汇报大会，组织骨干交流思想政治工作的经验体会。[2]

---

[1] 《中华人民共和国卫生部组织医药卫生人员认真学习上海市第六人民医院断手再植成功事迹的通知》，上海市卫生局编：《断手复活》，上海人民出版社 1963 年版，第 1 页。

[2] 详见第二部分第 4 节"科室文化"。

上海市各医院和医药卫生团体也积极响应党和国家的号召，纷纷举行报告会、座谈会，请主持这次手术的陈中伟、钱允庆介绍手术过程和经验，把六院的先进思想风尚和技术成就当作进一步提高医疗质量、改善服务态度的促进力量。1963 年 9 月，陈中伟和钱允庆一起出席了在北京召开的全国外科学术会议，会上宣读了断手再植的病例报告，得到国内外外科专家的高度评价。[1]吉林、广西、贵阳和广东等地的医务界也受到极大触动和鼓舞，召开了向六院学习的动员大会，并发表文章祝贺六院的成果，强调断肢再植的政治意义，报道本单位为学习断肢再植先进事迹而展开的活动，以及涌现出的先进事例。[2]陈中伟在断指再植中所展现的全心全意为病人服务、千方百计抢救病人的高尚品质，以及"三敢"和"三严"的重要时代精神，为广大医务工作者所学习和发扬。贵阳医学院骨科和一些省市医疗单位的著名骨科医生进行了《骨科实习手册》的修订工作，以加强骨科医生的基本功训练。贵州省人民医院的矫形外科医生，在六院断肢再植手术成功的鼓舞下，为一名大拇指截断的女工做了再植手术。[3]上海市广慈整形医院和第一人民医院义肢研究室的工作人员为浙江玉环县一名失去双手的"三好"小学生连金法装上了一双适用的假手。[4]

首例断肢再植成功的事迹见报后，各省、市兄弟单位接连到访。仅1963 年第四季度，六院就接待了来自 21 个兄弟单位的六百余人，以及包括40 个国家的外宾 45 批、二百六十余人。医院领导和部分医务人员还应邀向医务界、大中学校、科技界等方面作报告，共计 26 次，参与听众约 5 万

---

[1] 陈中伟在 1964 年全国政协上汇报断手再植经过及体会的发言稿。

[2] 《断手再植事例鼓舞了吉林广西医务界》，1963 年某报纸。

[3] 《断手再植凯歌传到了西南高原》，1963 年某报纸。

[4] 《第六人民医院在"断肢再植"成功后》，1964 年 2 月 11 日，上海市第六人民医院档案馆藏，WS.1.1964-007-11。

人。[1]《人民画报》《上海文学》和电台等媒体还将这一事迹编写成生动感人的故事进行广泛宣传。《上海文学》刊登的《手》一文，更是有巴金参与采写。1963年，六院骨科还拍摄了有关断肢再植的电影，向大众普及有关断肢再植的专业知识。

断肢再植的成功大大提高了六院骨科的知名度，也使得骨科的发展正式步入了快车道，第一例断手再植成功之后，国家和医院对骨科的投入有所增加。骨科床位增设至32张（包括口腔科2张），开始有独立建制。[2]凭借不断突破、勇攀高峰的精神，独立后的骨科不断发挥科学研究和社会服务的功能，在专业领域开拓进取、勇往直前。科室建制和学科建设也不断完善，逐渐在各科室中独占鳌头，相关技术成为六院的医疗特色。

断肢再植事迹的宣传使六院知名度提高的同时，也让更多的病患在了解六院后慕名前来就诊。骨科门诊和急诊的数量急剧上升，仅1963年8月至12月就达1030多例，相当于1962年全年的急诊总数。[3]骨科也根据需要增设了专科病房和专科门诊，到1966年床位已增至44张，每周三个半天的门诊。经过科室工作的调整和人员的合理安排，六院骨科增强了管理水平和医疗质量，义无反顾地肩负起保障劳动人民健康和劳动能力的医疗重任，全力完成时代赋予的光荣使命，负重致远。1965年，陈中伟担任外科副主任兼骨科主任。是年，成立断肢再植研究室，陈中伟担任主任。[4]1970年，骨科床位增设至97张。1972年，上海市卫生局革命委员

［1］《第六人民医院在"断肢再植"成功后》，1964年2月11日，上海市第六人民医院档案馆藏，WS.1. 1964-007-11。
［2］上海市地方志编纂委员会：《上海市第六人民医院志》，上海科学技术文献出版社2021年版，第217页。
［3］《全国医院工作会议上发言》，上海市第六人民医院档案馆藏，WS.1. 1964-007-10。
［4］同上。

会批复同意六院建立此前被废除的科主任制，任命陈中伟为骨科主任、于仲嘉为骨科副主任。

在独立建制下，六院骨科得以不断扩大规模，拥有更为明确的学科定位和发展方向、更高质量的平台环境，以及更为完善的人才培养体系。相关科研机构的设置集中了优势科研力量，激发了科研的活力和潜能，并提供了更为宽广的研究视野，促使科研成果不断涌现。而科室制度进一步规范化和合理化的同时，也推动了医院进一步健全和贯彻各项规章制度。六院从病人角度出发，建立了医生晚间巡视急诊室制度，护理质量分析和护理计划制度，等等。[1]由于重视管理、职责明确，六院与骨科焕发出勃勃生机，迎来了良好的发展局面。

1.4 国际的认可和宣传

国内掀起学习先进热潮的同时，断指再植的成功经验也传播到国际医学界。1963 年 9 月 14 日，在意大利罗马召开的第二十届世界外科会议上，美国医生报告了一例断肢再植，不过该病例并没有接上神经，手部功能并未恢复，且术后伤口肿胀坏死，小指也未能存活，他们声称这是世界首例。但随后我国代表崔之义宣读论文《断肢再植》，并放映了记录这次手术整个过程的彩色幻灯片之后，美国代表也不得不向我国祝贺，各国代表也都纷纷表示"中国的才是世界上第一个成功的病例"。"中国的手还能打乒乓呢。"六院骨科断肢再植的成功有目共睹，让国际医学界都心服口服、交口称赞，陈中伟被赞誉为"世界断肢再植之父"，六院也被称为"中国断肢再植的摇篮"。[2]

[1]《第六人民医院在"断肢再植"成功后》，1964 年 2 月 11 日，上海市第六人民医院档案馆藏，WS.1. 1964-007-11。

[2]《世界第一例断肢再植手术》，https://m.thepaper.cn/baijiahao_15760725，2022 年 2 月 19 日。

1964 年 5 月《柳叶刀》(*The Lancet*) 刊载的文章详细介绍了六院骨科实施的断肢再植手术，包括手术中的各项技术细节，也称赞了陈中伟的操作手法十分细致，塑料套管的想法极具创造力，不仅简化了手术过程，在术后早期也能够维持血管的通畅。对于桡骨实施内固定手术的决定是十分正确的，因为肢体需要保持刚性，否则吻合的血管就会弯曲，可能会产生灾难性的结果。《柳叶刀》也承认"断肢与再植偶有所闻，但是完全存活，而且取得很好功能恢复的，这还是第一例"。[1] 作为国际上最具权威性和影响力的医学期刊，《柳叶刀》的报道无疑代表国际社会普遍认可这是功能良好的世界第一例成功的断肢再植病例。

"世界第一"的名声使骨科备受鼓舞，为了提升宣传效果，六院于 1972 年在卫生部的要求下再次拍摄了断肢再植的电影，并在国际会议上播放，生动细致地展现和记录了断肢再植的全部过程，并增补了高压氧治疗离断时间长的断肢，以及上肢恶性肿瘤治疗等技术新发展。影片由于声画并茂、形象生动，且直观易懂，能够准确清楚地呈现出每一步的技术操作，开辟出了一条卓有成效的展出渠道，多次在国际和国内会议和教学工作中使用，在宣传工作中有着极佳的效果和作用，扩大了宣传的影响力和覆盖面。

1972 年秋，由六院、北京积水潭医院和广州中山医学院第一附属医院筹备的断肢再植展出组，作为全国 19 个典型单位之一，参加了第三十二届在广州举办的中国出口商品交易会医疗卫生馆的展览，向国内以及国外来自世界五大洲的 103 个国家和地区宣传我国医疗卫生领域中断肢再植取得的重大成就，[2] 并在宣传方式上推陈出新，极富创意。在介绍肢体肿胀问题

[1] J. S. Horn, "Successful Reattachment of a Completely Severed Forearm", *The Lancet*, May 23 1964, pp.1152—1154.

[2]《断肢再植展出组工作总结》，1972 年 11 月 20 日，上海市第六人民医院档案馆藏，WS.1. 1972-004-5。

时，先用电动模型从理论上讲清肿胀的主要原因以及解决的方法。然后由模型到版面，介绍两个实际案例，十分简明易懂。除此之外，还于展出期间每周一、三、五下午在场馆播放断肢再植电影。每场都座无虚席，连后面大厅都挤满了人。六院还在上海人民出版社和印刷工厂的大力支持下设计印刷了断肢再植宣传小册子，兼具科学性与趣味性，得到外宾称赞。多样的宣传渠道让骨科断肢再植事例享誉中外，提升了我国的国际形象，并在我国外交工作中发挥了一定的作用。

"文化大革命"前期，外交工作遭到严重的破坏，而 1971 年以后外交局面回暖，国家间的参观访问和学术交流工作也逐步开展。断肢再植技术代表了我国医学科学的最高水平，吸引了外国访客的目光。它不仅打破了我国医学科学发展落后的旧有印象，也成为我国对外宣传社会主义价值观和优越性的窗口。更为重要的是，这一技术向全世界展示了，中国不但此前在医学方面有极高的造诣，而且当时也具备了竞争优势，以后还会再创辉煌。

1972 年 2 月 27 日，六院全体职工接待了时任美国总统尼克松的随行记者和墨西哥记者三人，接待人员介绍了 1963 年六院成功为工人断肢再植的情况，以及医务人员在毛主席哲学思想指导下，断肢再植技术不断提高，不仅能接上不同平面的断臂、断掌、断腿，还能接上撕裂的断臂及离断时间较长的肢体，之后又成功接上断手指的情况。[1] 六院也向记者们展示了医务人员全心全意为人民服务的精神面貌。

1973 年，以美国外科医生哈里·邦克（Harry J. Buncke）、哈洛德·克

---

[1]《接待工作计划》，1972 年 1 月 3 日，上海市第六人民医院档案馆藏，WS.1. 1972-A-002。《关于六院接待美国总统尼克松的请示报告》，1972 年 2 月 23 日，上海市第六人民医院档案馆藏，WS.1. 1972-A-002。

莱纳特（Harold E. Kleinert）为首的第一批北美断肢再植外科代表团访华，[1]代表团的成员都是国际上著名的外科专家和断肢再植外科的领军人物，这是我国断肢再植领域的专家们与国外同行的首次接触。美国医生们介绍了游离皮瓣移植、断肢断指再植术，示范了周围神经显微缝合手术的动物实验，而我国的骨科和显微外科医生也向美国同道展示了我国在这一领域的最新成就，得到了赞赏和肯定，美国医生们尤其对我国采取的成功率较高的早接神经很感兴趣。[2]代表团回国后还在外国专业杂志《整形与重建外科杂志》(*Plastic and Reconstructive Surgery*)上撰文介绍了这次访问的情况。[3]1974 年，陈中伟等人回访。他们参加了加拿大麦吉尔大学的再植讨论会。在美国达拉斯举行的国际手外科会议上，陈中伟受代表团委托做了创始者讲演（这是年会上的最高荣誉，只有在某个领域中有创造的人才能做这个讲演），介绍了我国在这方面的成就，与会者反应热烈。[4]1978 年 7月《世界外科杂志》(*World Journal of Surgery*)第 2 卷第 4 期全文刊出了陈中伟署名的《肢体再植》(*Extremity Replantation*)一文。通过实际的接触与交流切磋，外国医生对新中国的医学科学发展水平有了崭新的认识，看到了新中国在科学技术方面的飞跃发展以及无限潜能。中国医学得以走出国门，赢得了国际同行的尊重。陈中伟等人参与国际学术交流，与国际同道

［1］ 刘小林、顾立强、汪华侨：《走向国际 我国显微外科学科发展方能持久》，《中华显微外科杂志》2015 年 2 月第 38 卷第 1 期，第 1 页。

［2］ 陈中伟：《我国断肢（指）再植和显微外科的发展》，《世界科学》1982 年 5 月 1日，第 16 页。

［3］ "Replantation surgery in China. Report of the American Replantation Mission to China." in *Plastic and Reconstructive Surgery*, 1974, vol.52, no.5, pp.476—489.

［4］ 陈中伟：《我国断肢（指）再植和显微外科的发展》，《世界科学》1982 年 5 月 1日，第 16 页。

一同探索真理，这不仅提升了中国医学科学的形象，更重要的是，表明了我国医生和专家们有足够的实力和资质，运用先进的医疗技术为造福全人类贡献自己的力量，促进世界人民的幸福与进步。

在工业化建设的时代洪流中，六院骨科依靠技术的创新抓住了难得的发展机遇，奠定了自身优势地位。不仅如此，骨科的创举还在国内掀起了一场弘扬社会主义医疗理念的运动，强调以思想带动技术，将我国社会主义制度的优越性与我国先进科学技术的发展结合起来，并以此作为发展生产力和全面建设社会主义的必然要求。这从客观上激发了医疗人员的工作积极性和主动性，鼓励他们为保障人民的劳动能力、更好地建设国家而披荆斩棘、挥洒汗水，将技术水平推向新的高度。自 1963 年 1 月到 1971 年 12 月，六院骨科共进行断肢再植 94 例，存活 79 例，占 84.04%，在缺血时间方面，六小时以下 43 例，六至十小时 27 例，十小时以上 24 例，最长为三十六小时。自 1966 年 1 月到 1971 年 12 月，六院共进行断手指再植手术 151 例，成功 85 例，存活率为 56.3%。[1] 在国际上，这一伟大成就为中国争得了巨大的荣誉，使得我国骨科和显微外科的成就和发展为国际医学界所重视，也使得我国在国际医学科学领域具有了一定的话语权和影响力，摆脱了技术落后的局面。新中国也得以借由断肢再植对外开展学术交流和合作，进一步推动相关技术的发展，使我国在这一领域保持长久的竞争力。

2. 科研发展

病例的增加和科室的发展也让六院骨科得以在实践中不断积累经验，在断肢再植领域继续深耕。六院骨科的医生也清醒地认识到，王存柏断肢

---

[1] 数据来源：上海市第六人民医院断肢再植研究室：《断肢及断手指再植的认识和发展》，《中华医学杂志》1973 年第 1 期，第 3、6 页。

再植的成功仅仅是一个开始，要使断肢再植达到更高的水平，还有很多问题需要解决，还要付出更多艰巨的努力。他们深知医学博大精深，探索永无止境，因而并未满足于已有的成绩，而是牢记对病人健康所负有的责任，继续以火热而执着的心浇灌杏林这片沃土。

2.1 防止再植肢体肿胀与解除血管痉挛

在肢体再植中，不同口径的血管吻合，神经的修复，各种不同程度和不同类型的创伤创口的处理、感染的预防及肿胀处理，等等，都是需要进一步研究解决的重大问题。为此，六院骨科进行了大量科学实验和临床研究，在实践中总结经验寻求突破。他们怀着济世救人的医者仁心，为使更多人消除疾痛、重获新生而不懈努力着。

为王存柏进行接肢时，是把断裂的动脉和静脉等数量接上。手术后第二天，医务人员发现接上去的肢体皮肤发亮，逐渐肿起来，当时他们认为，这是组织损伤后，肉眼看不见的细小血管断裂，血液从中渗出的结果。于是，他们采取皮肤多处切开的措施，初见效果，使断肢存活。之后，陈中伟又为另一个断肢病人采用旧方法接血管，手术后断肢也肿得像馒头一样。经用皮肤多处切开的方法，肿非但不退，而且由于大量的渗血从切口流出体外，发生了"失血性休克"。通过回顾手术过程，陈中伟等人发现肢体肿胀程度与静脉有密切关系。接上去的静脉，如血流通畅，肢体肿得就轻，采用皮肤切开方法有效；接上去的静脉管腔比原来缩小，血流不畅，则肢体肿得就严重，皮肤切开方法就失效。由此可见，只有多接静脉，才能从根本上防止肿胀的发生。[1]

理论和技术的提高，为 1963 年 11 月成功接活难度更高的一只断臂积累

---

[1] 关于术后肿胀问题，参考上海市第六人民医院：《断肢再植的新发展》，1972 年。

了必要的经验。上海吴泾化工厂青年工人曹兴龙在工作中左上臂被卷入了机器，骨头压得四分五裂，肌肉全挤烂了，神经被撕裂下来有长长的一段露在伤口外面，血管也断缺了一段。这与王存柏的情况有很大的差别，王存柏的断手创面是平整的，血管神经和骨头等创面都很整齐，显然要把这样一只挤烂的断臂再植上去要比接王存柏的断手难得多。而面对新的挑战，陈中伟、钱允庆等在已有的经验和基础上打破惯性思维，勇于大胆创新，发扬了"三敢"精神。多接静脉才能防止肿胀，但实际上静脉数量并不够，计划缝合的四根血管，即肱动脉、肱静脉和其他两根静脉中有一根动脉和一根静脉被严重撕裂缺了一段。于是，医生们改变了原有的以手接手的思维方式，采用了前人从未想到的把病人腿部的静脉移接上去的办法，开创了全新的技术道路。在接三根静脉时，还使用了吸取王存柏断手再植经验而新制的钛合金套管。新方法奏效了，再植手术获得成功，肿胀情况也有所缓解。[1]

然而，除了要考虑如何接血管外，还要保证正常的供血，才能恢复肢体的功能。1967年，当六院骨科的于仲嘉在为一名患者做断肢移植手术时，他发现断肢虽然接上了，但是令人惊讶的是，接上的断肢苍白、冰凉，像是未与躯干连接起来。为了找出问题，他果断在断肢上划了一道口子，发现里面的血管严重痉挛，苍白纤细，根本没有血液通过。基于平时广泛的知识储备和对手部血管供应情况的充分了解，他灵机一动，想到了用液压冲击的方法扩张血管，手术完成后患者的断肢成功恢复了供血。这一方法后来被命名为"节段性液压扩张法"，广泛应用于解决再植断肢的血管

<hr>

[1] 《钱允庆代表第六人民医院在上海市第五届第一次人代会上发言草稿》，1964年7月7日，上海市第六人民医院档案馆藏，WS.1.1964-007-1。

痉挛问题。[1]

2.2 保存离断肢体和延长再植时限

由于路途遥远、交通不便等因素，断肢的病人往往不能被及时送到医院，这就迫切需要摸索如何接活离断时间长的断肢，对再植技术提出了更高的要求。当时国际公认的断肢再植时限是六个小时，但六院骨科的医生们却没有就此束缚了手脚，而是力求突破技术难关、挑战理论极限。在手术实践中，他们发现离断肢体变化不一样。有些断肢虽然缺血时间短，但由于当时气温高或者没有很好保存，组织变性，色泽暗淡，不易接活；有些断肢虽然缺血时间很长，由于当时气温低或者妥善保存，颜色红润，经过努力也可以接活。很明显，断肢虽然离开了人体，但并不是马上死亡。组织细胞本身还会利用组织中残余的养料，进行新陈代谢。于是，带着这些初步认识，他们先做了动物试验。结果表明，缺血长达108个小时的断肢，经过干冰和其他供养措施的处理，也能接活。而对于细胞已经变性的情况，可用高压氧治疗。[2]1970年，六院骨科收治了一个由浙江丽水转来的缺血时间长达36小时的断臂病人。这个病人在转运的路途中，用冰袋保存了断肢。在治疗中，六院骨科的于仲嘉继续予以低温和特殊的供氧处理，促使细胞变性向相反方向转化。离断时间长，组织中新陈代谢的产物积累必然较多，于是于仲嘉等人采用了大量生理盐水进行反复多次的冲洗，使组织中堆积的代谢产物减少到最低程度，从而使肢体的毒性反应降到最低水平；另一方面，由于离断时间长了，组织中耗氧多，缺血的情况势必很

---

[1] 肖飞：《生命的守护者——医学大家（一）》，复旦大学出版社2013年版，第229页。

[2] 参考上海市第六人民医院：《断肢再植的新发展》以及《断肢再植经验交流会资料汇编》，人民卫生出版社1973年版，第5—6页，上海市第六人民医院骨科学哲学小组：《对断肢再植规律的认识》。

严重，意识到这一点，他们就有目的地多接了动脉和静脉，这样就比一般断肢再植后供血更加丰富，更有利于断肢成活。术后，骨科医生严密观察病情，积极地应用高压氧和能量合剂等药物治疗，缺血高达36小时的断臂终于存活了。这在当时成为世界上肢体离断后再植间隔时间最长的病例，[1]也是我国断肢再植技术当时已达到世界领先水平的有力证据。

2.3 显微技术的发展

2.3.1 断手指再植

在动物实验中，六院骨科医生碰到了很多的困难，特别是在一些微小血管的吻合中，由于缝针缝线较粗，缝合后缝合口不光滑，针眼处有渗血，以致形成血栓阻塞血管而导致失败。[2]骨科众人绞尽脑汁思索解决这一问题的办法，以提高再植手术的成功率和应用范围。他们发现，唯一的办法是必须使缝针根据血管直径的大小而有粗有细。于是六院骨科在医院和党组织的帮助下与医疗器械公司进行了联系，很快取得了洪生缝线厂、安全缝针厂、大华针头厂等单位的协作。工人们了解到了临床的实际需要，与医生们一起反复设计、试制，逐步定型，终于制成了国内从未生产过的一套不同规格的缝针、缝线，以及钛合金血管套管。[3]这些缝针只有三根头发丝那样粗，缝线只有头发丝的一半粗，手术器械的成功制造使得血管吻合技术大为精进。1963年12月12日，一名手掌部被机器完全压断的上海劳动钢管厂的工人被送到六院骨科，他完全断裂下来的半只手掌连着五个手指头，五根掌骨也被压得粉碎，创面十分粗糙不平，血管细得简直找不

[1] 病例的情况同上。
[2] 《钱允庆代表第六人民医院在上海市第五届第一次人代会上发言草稿》，1964年7月7日，上海市第六人民医院档案馆藏，WS.1. 1964-007-1。
[3] 手术器械的部分参考钱允庆：《再接再厉：从断手再植到断臂再植》，1964年。

出。六院骨科医生使用了新缝线和缝针，细心地将只有火柴梗一半那样粗的血管寻找分离出来，并在手术显微镜下进行操作，成功接上微小血管。术后血循环良好，终于接活了断离的手掌。设备和器械的革新带来了技术升级，而这离不开六院骨科精益求精、精进不休的杰出品质，也离不开医生和工人同志们的密切合作、积极配合。[1]

在1964年，六院骨科与各工厂又试制成功了针线联合的无创伤血管缝针，直径只有一根头发丝那么粗，有效防止了针眼渗血。同年，研制成了我国自己的双人双目手术显微镜和成套的微血管缝合器械，为显微外科在断肢再植中的应用提供了有力武器。有了技术和设备上的支持，再加上六院骨科一直以来锐意进取的精神，他们得以突出重围，不断强化技术实力，向更为复杂的断手指再植发起挑战。手指的血管很细，只有火柴的四分之一粗细，再植手术的要求也很高。为了获得手指血管缝合技术的突破，陈中伟等人同样是采用先进行动物实验的方法，兔耳的血管和人体血管的粗细差不多，于是就在兔耳上先反复实验，初步摸索出一套较好的缝合和保持血管中血液通畅的方法。1966年1月，女工刘志芳的四个手指被剪床切断，六院和瑞金医院的医务人员一起合作，在进行了细致的清创之后，他们分离出手指的细小血管，为防止血块堵塞，他们使用了肝素溶液冲洗血管腔，经过这些操作后，近心端喷血良好。为了使手指有支架，医生们用钢针固定指骨，用放大镜观察手指血管，接上了直径不到一毫米的细小血管，经过十七个小时的战斗，第一例断指再植手术圆满成功。病员也积极配合进行艰苦的复健锻炼，四个月后手指功能恢复了。[2]

[1]《在全国政协上汇报断手再植经过及体会》，1964年，上海市第六人民医院档案馆藏，WS.1.1964-007-2。

[2] 世界首例断指再植的资料参考1973年的断肢再植影片解说词，上海市第六人民医院档案馆藏，WS.1.1973-A-001-5。

在这次手术过程中，六院骨科医生使用了放大镜，观察微小的手指组织，确保手术的顺利开展，这是显微外科技术在再植手术中的首次应用，显微外科技术使得再植手术达到了新的高度，极大提升了断手指再植的成功率，而断手指的成功使显微外科技术在我国得到了高水平研发和广泛应用。骨科的曾炳芳曾表示："断手再植的成功开创了中国显微外科技术蓬勃发展的新时代，为六院骨科赢得了'中国断肢再植摇篮'的美誉，促使骨科在再植、再造和修复等四肢显微外科领域不断攀登，有所发明有所创造。"[1]

2.3.2 游离组织移植术

六院骨科除了在再植手术中应用显微外科技术外，也结合病例举一反三，将该技术应用于游离组织移植中。在临床工作中，医生们见到一些伤病员，肢体肌肉由于创伤或坏死而丧失功能，造成病员肢体严重残废，而供应该肌肉的神经是好的，为了使这些病员的伤肢恢复功能重返岗位，六院断肢再植研究室自1973年开始应用显微外科的技术，进行了游离肌肉移植的动物实验研究。通过实验，他们认为游离肌肉移植在狗身上血管神经都比较细的情况下，在临床实践中是可以应用的。但是应当选择切除后对功能影响不大而血管神经口径比较相似的健康肌肉进行移植，为保障用显微外科技术进行血管神经缝合时游离移位再植肌肉的成活，手术前后要特别注意感染的预防和治疗。1973年，六院陈中伟为一位前臂屈肌严重缺血性挛缩的病人施行带血神经游离胸大肌移位再植手术成功，胸大肌的血管和神经分布较为复杂，所以陈中伟等人使用了放大9倍左右的手术显微镜

---

[1]《骨科发布：上海市第六人民医院》，http://www.360doc.com/content/19/0903/12/322 43301_858850007.shtml，2022年2月19日。

来吻合血管和神经。[1] 1977年10月，陈中伟及其学生王琰医生，同于仲嘉一起为8岁男童实施的第一例吻合血管游离腓骨移植治疗先天性胫骨假关节的手术取得成功。[2] 游离骨移植对矫形外科与显微外科操作技术的要求更高，除了吻合血管和神经之外，还有将植骨片插入受骨区或切成相嵌的阶梯形，准确对合营养血管与受骨区等更为复杂精细的操作。凭借扎实熟练的技术和先进的显微外科器材，六院骨科从1977年7月到1978年4月间施行游离腓骨移植12例，均获成功。[3]

2.3.3 再造手[4]

再植技术、移植技术以及显微外科技术的发展展现了光明的前景，为突破下一个技术难关做好了充足的准备。既然断离的肢体能再接上去，那么能否为不幸失去双手的病人，用他自身组织创造一只手呢？于仲嘉怀着对受伤病人的理解和同情，开始突破性的探索。他最初的方案是，先截去一段残臂，用高强度钢材做成Y形钢叉，再植在断臂的桡骨上代替缺失的掌骨，外面覆盖手臂的肌肉、血管、神经和皮肤，做成人造手掌，再以这个手掌为基础，从病人足趾选材，移植到手掌作为手指，就完成了再造手。[5] 为了验证这一想法是否可行，于仲嘉在解剖室和动物房夜以继日地进行肢体解剖和模拟实验。他发现，只要解决一周后血液循环的问题，再

---

[1] 陈中伟、杨东岳、张涤生编：《显微外科》，上海科学技术出版社1978年版，第177页。

[2] 同上书，第92页。

[3] 同上。

[4] "再造手"早期特指高天社的案例，此后于仲嘉又发明了诸多再造手方法，"再造手"一词的内涵得到拓展。直到1985年于仲嘉将手缺失再造领域的研究成果进行总结和汇总，以"手或全手指缺失的再造技术"为题进行申报，被国家科委列为创造发明一等奖。在1978年，该项技术还是被称为"再造手"或者"手缺失再造术"。

[5] 肖飞：《生命的守护者——医学大家（一）》，复旦大学出版社2013年版，第230页。

造的成功率就很高了。

1978 年，农村青年高天社来上海求医，他在修水库的爆破中失去了双手，虽然安上了假手，但是并没有恢复手的功能，无法参加劳动，这使他十分沮丧。为解除他的痛苦，回到生活的正轨上，于仲嘉为高天社进行了手缺失的再造术。手术难度很大。首先，要从患者足部连同血管、神经、肌腱取下两个足趾。其次，金属掌骨插在断臂桡骨上的位置、角度、长短都要经过周密计算，使金属掌骨跟随着桡骨的转动有自由旋转的功能。第三，要使移植的足趾有感觉功能就要把足趾的运动神经、感觉神经同断肢前臂的运动神经、感觉神经巧妙地缝合。经过整整十二个小时的手术，患者的残臂奇迹般地长出了有两个指头的手。术后一个月，于仲嘉开始让患者训练新手；三个月后，新手就有了勾、抓的能力；半年后新手就可以握杯子、吃饭、下棋和写信了。随着不断地锻炼，患者的新手力气越来越大，竟可以提起 68 千克重的东西。世界上第一只功能良好的再造手诞生了。报纸、电台等媒体纷纷报道了这一医学史上的创举，这一消息很快传遍了中国。国外专家把这只再造手称为"China hand"（"中国手"），《人民日报》《文汇报》《光明日报》《解放日报》等全国各大报纸纷纷以《于氏手》《上海手》等为题对于仲嘉的事迹进行了长篇报道。"八一"电影厂还为此拍摄了纪录片《中国手》，在全国放映。《世界之最》也将"中国手"收入书中。[1]

从 1963 年王存柏断肢再植的成功，到 1978 年再造手的诞生，六院骨科从"断肢再植的摇篮"演变为"中国手的诞生地"，这背后是一代代六院骨科人长久以来的辛勤付出。他们善于从临床实践中发现问题，并遵循患者至上的原则，竭尽全力地解决问题，由此在技术上不断推陈出新，开拓

---

[1] 肖飞：《生命的守护者——医学大家（一）》，复旦大学出版社 2013 年版，第 230—231 页。

全新的医疗领域。更为重要的是，他们深知坚持自主创新才能赋予我国医疗卫生向前发展的不竭动力，才能够提升中国医学的国际地位。因此，怀着对国家和人民的深厚感情，六院骨科刚毅起航，一路乘风破浪，攀登了一次次的医学高峰。

3. 教学工作

在取得了卓越的科研成果和积累了丰富的临床治疗经验之后，六院骨科加强了对科内医务人员的训练和培养，一批批杰出人物得以涌现。与此同时，六院骨科也毫无保留地将这些知识和经历分享给全国以及全世界的医务工作者，不仅增进与同行的技术交流，也搭建了互动的平台，有利于集思广益，为学科和技术发展提供新思路。

3.1 国内的教学和会诊工作

1961 年，出于对专业基本功的重视，六院举办了高级医师病理学习班，督促医生们重视生理和病理知识的学习，注意观察病理标本切片。医学科学分科很细，各科业务不同，但都有共同的生理学和病理学理论。[1]因此，经常复习与提高基础理论对于了解疾病、提高诊断和治疗水平大有裨益。1962 年开始，六院就建立了医务人员定期鉴定考核的制度，既对业务水平、基本功进行考核，也鉴定工作态度和医疗作风。除此之外，还会选取优秀的医生护士作为学习的榜样，为医务人员在政治思想和业务工作方面提供衡量的标准和参考，明确努力的方向。[2]出于人才建设的考虑，六院于

---

[1] 陈中伟：《从断手再植谈基本功》，上海市卫生局编：《断手复活》，上海人民出版社 1963 年版，第 119—120 页。

[2]《周总理接见谈话时记录》，1963 年，上海市第六人民医院档案馆藏，WS.1. 1963-001-22。

1964 年制定了更为系统和详尽的内科住院医师培养计划和外科培养干部计划。其中，外科培养计划分为思想教育、临床实习、门诊工作、病室工作、理论学习、手术操作等方面，共两个阶段，均为三个月。在理论学习方面，外科医学生需要参加全院性学习医师讲座、全院性业务学习、科内业务学习、科内临床病案讨论会、科内病史讨论会，并结合外科创伤及静脉曲张和急腹症等临床病例，阅读参考书，进行有计划的自学。在病室工作方面，外科学生需要自主完成病史写作，参加晨会、晨间巡视及晚间巡视，听取上级医师的讨论和讲解；掌握如静脉注射、静脉切开、静脉输血、动脉输血、插管、穿刺等诊疗步骤。在手术操作方面，外科学生需要熟悉手术室无菌概念，掌握洗手、消毒、预备器械、切开及缝合等基本操作，并能够在上级医师的指导下，施行一般小手术，如切开引流、扩创缝合、小型肿瘤摘除、封闭疗法等，还有在大手术中担任助手，学习手术步骤等。在达到一定阶段后，外科学生可以在上级医师指导和协助下，施行中等手术，如阑尾切除等。[1] 在学习过程中，六院骨科吸取陈中伟和钱允庆的成功经验，尤其注重对学生基本功的训练，要求学生们深入病房观察病情，多为病人做诊断和治疗工作，也要求他们精读医学教科书和讲义。

六院骨科也十分注重对青年技术骨干的培养，安排他们跟着资深专家建立固定的教学关系或外出进修，营造良好的成长环境，在组织医务人员下乡下厂时，也注意让年轻骨干们先有机会下去锻炼，并且根据需要设置专科病床和专科门诊，以增加业务实践和科学研究的机会，提出"在任务中培养，在战斗中成长"的口号，让年轻一辈在实践中摸爬滚打，积蓄力量。在干部培养方面，打破了按资格排辈分，充分给予年轻医生锻炼的机

---

[1]《外科培养干部计划》，1964 年，上海市第六人民医院档案馆藏，WS.1.1964-007-14。

会，促进他们迅速长成领军人物。如于仲嘉到骨科半年后，就拥有了进行断肢再植手术的宝贵机会。这样认真的帮教和多重的磨炼让骨科集中了技术力量，建立了专家团队，在业务工作方面呈现出欣欣向荣的局面。

除完善对院内医生的教育外，骨科也对国内同行敞开大门，以更好地履行治病救人的基本职责。六院一直以来都有对外医疗援助和帮扶农村医疗工作的优良传统。1965 年 2 月开始，医院派医疗队分批到奉贤肖塘、庄行等公社进行巡回医疗，同公社卫生院工作者一起，以分散巡回医疗和卫生院建立专科门诊的方式，为治疗疑难疾病与抢救重危病员做出了成绩，并培养数批乡村医生（俗称"赤脚医生"）。此后，医院陆续派往郊区巡回医疗队共 21 批，外省市医疗队 15 批，血防工作队与切脾队 8 批，赴云南与唐山抗震救灾医疗队 7 批，去摩洛哥、索马里、多哥等国的援外医疗队 10 批，共计 1125 名人员。断肢再植成功之后，骨科曾多次在院内开办进修班，传播再植技术。骨干医生们也经常外出会诊，将技术传给院外医生。陈中伟遇到院外会诊，基本上都是随叫随到，在 1963 年 8 月到年底会诊约有 35 天。于仲嘉更是在无锡、杭州会诊的时候，创造了用高压氧舱改善全身的氧气供给、伤残部位氧供给改善等关键技术。

六院骨科医生们也及时总结经验，并积极与国内同行交流学习，共同推进骨科的发展。由陈中伟主编的《创伤骨科与断肢再植》于 1974 年出版，对骨折以及软骨、韧带、肌腱、血管、神经等损伤和断肢再植作了详细和系统的介绍，内容丰富，理论联系实际，插图也较多，方便阅读者学习和掌握。该书对断肢再植的临床工作有很重大而深远的指导意义，尤其是展现了在创伤骨科领域中西医团结合作所取得的可喜成就。此外，陈中伟还著有《显微外科》一书，总结了临床经验和科研成果，以供广大医务人员参考学习，该书于 1978 年出版。由于断肢再植技术的普及和提高，在

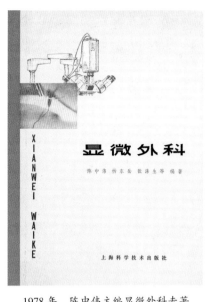

1978 年，陈中伟主编显微外科专著
《显微外科》

1972 年广交会上的对内经验交流会中，来自六院、北京积水潭医院、中国人民解放军总医院骨科等多个医院的专家交换了对断肢再植的实践与认识，分享和汇报了所遇到的再植病例，并将这些资料摘录汇编成册——《断肢再植经验交流会资料汇编》，并于 1973 年出版。不仅六院，掌握再植技术的其他医院也经常举办培训基层进修人员的学习班，请护送病人来院的医护人员留下，共同参加再植手术和术后治疗，通过实践提升技术。[1] 这说明断肢再植技术不仅仅得到了普遍的推广，而且还围绕这一技术形成了科研共同体，彼此借鉴、互相学习，共同推进再植技术更进一竿。

由于六院的倾囊相授以及各单位医生的勤奋训练、虚心好学，断肢再植不仅在各大城市医院中开展，而且在边远地区基层医疗单位也有了再植成功的报道。浙江大学附属第二医院在 1971 年 3 月为抢救被火车轧断双腿的伤员，因右脚和左小腿无法原位再植，大胆实行了把左断脚移位再植到右小腿上的手术，获得成功，而截肢的一边配上义肢，能够配合动作，行动自如。地处湖南省西部的常德地区医院，在 1971 年 1 月 6 日也曾为右上臂断离的工人实行再植手术，获得成功。我国边远地区的内蒙古伊克昭盟医院也为病人实行断肢再植术获得了成功。陕西靖边县医院仅有三十多张病床，但还是克服了困难，在简陋的条件下用简单手术器械为一位牧民接

---

[1] 断肢再植经验交流会：《断肢再植经验交流会资料汇编》，人民卫生出版社 1973 年版，第 261 页。

活了断肢。鞍钢铁东医院、安徽淮北煤矿、河北峰峰煤矿等地亦千方百计接活了不少断肢。[1]

3.2 对外学术交流和技术帮扶

六院骨科先进的再植技术享誉国际，该技术令国际医学界刮目相看的同时，也吸引不少外国医生前来学习，而六院骨科秉持"医学无国界、医者共仁心"的信仰，倾囊传授技艺。六院骨科在1965年6月到1970年7月期间接待前来参观的外宾一百七十余次[2]，截至1978年，六院还接待了前来考察学习的坦桑尼亚、科威特、南斯拉夫、联邦德国和苏丹等国的代表们。来自各国的考察学习团技术水平不同，六院会根据来访学者的实际情况，安排教学内容，调整教学进度。

以M.朗·沙龙吉为团长的坦桑尼亚断肢再植考察学习团一行三人，于1975年10月到六院进行专业考察学习，为期十周。大致分为三个阶段，第一阶段为动物实验，先做离体血管缝合、套接，继而做狗腿断离再植，最后做大白鼠股动脉手术显微镜下缝合和兔耳再植。坦桑尼亚的医生过去没有做过断肢再植工作，开始动物实验缝合血管时，他们手抖得厉害，六院因此采取循序渐进、由简到难的教学方法，先做离体血管的吻合，如套管套接法、端端、端侧、裤式等缝合法，在狗身上进行活体血管吻合，然后做狗腿的离断再植。熟悉了肉眼下血管吻合的方法，再进行显微镜下大白鼠股动脉吻合和兔耳再植，一步一个脚印地向前推进。坦桑尼亚的医生们学习认真刻苦，有时从早上连续做到下午或从下午连续做到晚上，很少休息。考察学习团的

---

[1] 断肢再植经验交流会：《断肢再植经验交流会资料汇编》，人民卫生出版社1973年版，第261页。

[2] 《1963年断手再植成功后外宾来我院参观访问工作汇报》，上海市第六人民医院档案馆藏，WS.1.1966-001-12。

成员恩刚贝医生的视力不好，看不清楚，他花费了更多的工夫，一练再练，誓不罢休。另一位成员恩多斯医生因为没有掌握好血管缝合的方法，谢绝了少年宫的参观活动，在宿舍里努力看书钻研。在双方持之以恒的努力下，虽然比预期晚了几天，但骨科的教学达到了预期的效果，坦桑尼亚的医生们单独进行的狗腿离断再植获成功，兔耳再植获部分成功。

第二阶段为临床阶段，骨科安排了听课、讨论、参加手术做第一助手及理疗、放射等有关内容的学习。坦桑尼亚的医生们参加了与断肢再植有关的手术，如肌腱转移、人工肘关节成形、肿瘤切除等手术。六院还安排他们以第一助手的身份参与足趾移植代拇指手术以及两例断手指再植手术。此外，他们还参加了读片、查房等业务活动，收获颇丰。通过十周的专业考察学习，坦桑尼亚医生代表基本掌握了断肢再植技术，对断手指再植显微外科有了比较完善的认识，对断手再植的理论知识也有比较全面的概念。[1]

除了进行技术教学外，六院也在设备和科研方面提供力所能及的帮助。在学习考察结束后，六院将陈中伟主编的《创伤骨科与断肢再植》中文版第三篇文章《断肢再植的内容》，由六院翻译成英语后，赠给他们每人一份。六院也同意与商业部洽商备货后让他们自己选购显微外科器械。在这样坚持不懈的努力下，恩多斯医生回国后接活了非洲首例断肢，这无疑是对六院骨科技术分享的最好回馈。[2]

根据中国—南斯拉夫 1976 年科技合作议定书，1976 年 12 月 1 日以兹·弗拉尼奥为组长的南斯拉夫断肢再植考察组三人由京抵沪，六院负责

[1] 考察日程安排见表 1。

[2] 关于坦桑尼亚代表团来六院考察的资料，参见《关于接待坦桑尼亚医生来沪考察学习断肢再植的请示报告》，1975 年 10 月 11 日，上海市第六人民医院档案馆藏，WS.1. 1976-A-001-4。《坦桑尼亚断肢再植考察组在京活动简报》，1975 年 10 月 22 日，上海市第六人民医院档案馆藏，WS.1. 1976-A-001-7。

接待和教学，为期 10 天。六院介绍了断肢再植发展中取得的一些经验，南斯拉夫考察团参加了以断肢再植和断指再植方面的早期、后期处理，游离肌肉移植，肿瘤段切除远端肢体再植等为内容的讲座，参观了肿瘤段切除远端肢体再植及游离皮瓣、烧伤整形技术，对断肢再植的理论、临床、护理及科研情况有了较为全面的了解。

表 1　南斯拉夫代表团考察日程安排

月	日	星期	上　午	下　午
12	1	三	由北京来沪	少年宫
12	2	四	领导介绍日程、电影、参观病房	狗腿再植
12	3	五	（1）大白鼠股血管缝合 （2）实验方面介绍及交流	断肢讲座（1）早期（2）麻醉
12	4	六	参观华山医院 （看游离皮瓣手术、针麻）	断肢讲座（3）手术（4）合并症
12	5	日	参观工展	参观黄渡公社
12	6	一	参观九院整形手术	断肢讲座（5）功能恢复及 时限延长、高压氧、理疗
12	7	二	参观瑞金医院（高压氧伤骨科烧伤）	南斯拉夫医生介绍
12	8	三	参观二医	断指讲座（1）早期（2）后期
12	9	四	足趾代拇指、游离肌肉移植、 肿瘤段切除	曹杨新村
12	10	五	肿瘤段切除手术一天	

1978 年，应卫生部邀请，科威特断肢考察组三人，分别为萨达特·萨布里·奥扎里（Sadad Sabri al-ozairu，沙朋医院外科院长、科威特医院血管外科主任、国际外科学会科威特分会主席）、加麦尔丁·胡斯尼·哈桑（Gamal El Diu Hosni，科威特矫形外科负责人、矫形外科医生高级顾问、科威特卫生部矫形外科医生）和侯赛因·加鲁米·加扎夫（Hussain Ghuloom al-Jazzaf，外科医生，1976 年到我国南京参加针灸学习班），于 6 月 23 日到 7 月 22 日在六院进行了为期三周的考察。考察分为两个阶段，第一阶段为

实验室工作，骨科医生为他们做了狗腿再植、兔耳再植、大白鼠血管缝合的讲解及手术示教，随后科威特医生每人均进行了以上各种动物实验操作。第二阶段为临床实践，骨科进行了断肢再植与显微外科的系统性讲课，并配合各种幻灯片及科教电影。另外，科威特医生还参加主任查房，六院还安排了一次外宾的小型学术讲座，以达到互相交流和切磋学习的目的。科威特考察组还特别要求看断肢、断手指、游离骨治疗先天性骨假关节、游离足趾代拇指、游离皮瓣等手术，六院都作了适当的安排。考察团成员也讲解了《静脉内血栓形成的诊断及防治》，分享了他们的最新成果，与六院积极进行学术交流。[1]

表 2 科威特考察组日程安排

实验

月	日	星期	上　午	下　午
6	24	六	断肢再植的接待、领导介绍、熟悉环境	看电影、谈计划、征求意见
6	26	一	断肢再植（实验）历史介绍（国际与国内）	血管缝合讲座
6	27	二	狗股动、静脉及坐骨神经吻合讲解及示教	狗股动、静脉及坐骨神经吻合练习
6	28	三	狗腿再植讲解及示范	狗腿再植练习
6	29	四	狗腿再植练习	大白鼠股动脉缝合讲解及示教
6	30	五	大白鼠股 A 缝合练习	大白鼠股 A 缝合练习
7	1	六	大白鼠股 A 血管移植练习	大白鼠股 A 血管移植练习
7	3	一	讨论	吻合血管之超声及病理检查
7	4	二	兔耳再植讲解及示教	兔耳再植练习
7	5	三	兔耳再植练习	讨论及实验总结

---

[1] 参见：《接待科威特断肢再植考察组工作小结》，1978 年 8 月 3 日，上海市第六人民医院档案馆藏，WS.1. 1978-A-001-1。《科威特断肢再植考察组在沪活动情况简报》，1978 年 8 月，上海市第六人民医院档案馆藏，WS.1. 1978-A-001-2。

临床

月	日	星期	上　　午	下　　午
7	6	四	我们断肢再植情况与国内外开展断肢再植概况	断肢再植讲座（1）麻醉选择
7	7	五	跟主任查房	断肢再植讲座（2）早期处理与手术
7	8	六	断肢再植讲座（3）合并症的防治	断肢再植讲座（4）功能恢复问题
7	10	一	讨论	断肢再植术后护理
7	11	二	跟主任查房	理疗
7	12	三	断指再植	讨论
7	13	四	高压氧在断肢（指）中的应用	段截再植
7	14	五	游离皮瓣与游离足趾移植	游离肌肉与游离腓骨移植
7	15	六	观摩手术	
7	17	一	参观华山医院	参观瑞金医院
7	18	二	观察手术	
7	19	三	中西结合在创伤中的应用（小夹板）	总结

六院骨科在这次教学接待活动中也注意反思和改进教学方法，认识到了理论教学必须要做好资料积累与准备工作。由于在讲解中西结合小夹板时，骨科没有准备幻灯片和病人，没有提供与其他治疗方法的对比材料，外宾们就这方面提出了一些问题，对于小夹板的效果到底如何还是有疑问。骨科医护人员也发现在教学过程中必须具备一定的设备条件，由于六院动物实验室房屋狭小，没有降温设备，经过断肢再植的动物均因天气炎热，在术后因高热死亡，后来在实验室安装了空调，使实验条件有所改善。通过总结经验，六院也在不断提升教学工作的质量、精进教学的方案。在外宾考察前期了解其知识水平和技术程度，以便安排合适的授课内容。另外，科教电影的教学效果卓著，可以清楚呈现手术步骤和操作技巧，外宾们反

馈良好，骨科因此添置了必要的设备，更加重视摄影室的工作。[1]

面对愈发繁重的医疗任务，六院骨科深知人才的培养是科室发展的重中之重，因而致力于对科内医务人员和技术骨干的训练，并为他们创造各种学习的条件，希望他们不断磨炼和精进技术，早日成长为独当一面的医疗人才和骨科的核心力量。对于前来学习考察的外国医生，骨科怀着救死扶伤的革命人道主义精神，无私地把技术分享给他们，以实际行动促进了断肢再植及相关技术的推广和普及，切切实实做到了"悬壶济世、济世救人"。当然，此时人才培养还处于起步阶段，各种制度尚不完善，但在骨科众人的努力下，专业的培养机制粗具雏形，为八九十年代开办全国及国际断肢再植进修班和显微外科进修班等更多的教学活动创造了条件、夯实了基础。

4. 科室文化

1941 年，在中国医科大学第 14 期毕业生即将毕业之际，毛主席亲笔书写了"救死扶伤，实行革命的人道主义"的光辉题词，清楚地阐明了新中国的卫生工作方针，将传统医学伦理与革命事业结合起来，成了新时代广大医务工作者的精神动力和道德准则。这种革命人道主义精神表现为对人民利益的重视，强调全心全意为人民服务的根本宗旨，珍视和尊重人民生命的质量和价值。

本着为人民服务的精神而不断精进技术，攀登医学高峰，是党和国家对医务工作者的期待，也是医务工作者的自我要求和目标。正是怀有这样的精神品质，陈中伟才会在下厂时遇到断手工人后，思考如何接活断肢，

---

[1]《接待科威特断肢再植考察组工作小结》，1978 年 8 月 3 日，上海市第六人民医院档案馆藏，WS.1. 1978-A-001-1。考察日程安排见表 2。

不断摸索和探究再植技术，最终实现了重大突破。

断肢再植成功后，六院骨科总结了经验，希望医务人员向陈中伟等人学习，提高思想觉悟，增强责任感，一切从病人出发，促进医疗、护理质量的不断提高。在"救死扶伤，实行革命的人道主义"精神的感召下，六院骨科树立和培育了为劳动人民解除疾痛的使命感，由此形成了具有高度政治责任感和深厚阶级感情、以"严谨求实、精益求精、心怀人民"为核心的科室文化，并在进一步的学习和探索中不断丰富科室文化的内涵。

4.1 改造思想，红专并进，服务人民

20 世纪 60 年代，我国在全国范围内开展了社会主义教育运动，在科学文化问题上强调走红专道路，把医学科学工作同伟大的社会主义事业紧密结合，对医学科学工作者要提出了"在政治上拥护党，拥护社会主义"的要求。[1] 为达到这个要求，需要对医务人员进行长期思想改造，并实行知识分子与工农相结合的政策方针。党和国家一再强调，断指再植的成功也正是坚持走红专道路的结果，因此骨科更为注重思想层面的教育。

在 1963 年上半年，六院党支部先是对全院人员的思想情况进行排队分析，以此为基础进行组织，把全科的医生、护士、公务员，按病区或部门编成小组（医院叫它"班"），由主治医生、护士长分任组长。在科主任的领导下，明确组长既管组内业务，也要负责思想政治工作。[2] 这样，既充分发挥组长在业务和思想工作上的积极性，又加强医生、护士、公务员之间工作和思想上的联系。由于组的范围小，活动起来灵活，也更适合病房

[1]《中华人民共和国卫生部在上海举行授奖大会，表彰上海市第六人民医院施行断手再植成功》，上海市卫生局编：《断手复活》，上海人民出版社 1963 年版，第 9 页。

[2]《〈断手再植手术〉成功以来第六医院外科的情况》，1963 年 8 月 6 日，上海市第六人民医院档案馆藏，WS.1. 1963-016-1。

工作的特点。与此同时，还采取学习南京路"好八连"，开展"五好"（政治思想好、热爱病员好、医疗质量好、关心集体好、科室管理好）班组活动的思想政治工作和深入阶级教育等办法，训练科室骨干，以帮助他们提高阶级觉悟和学习做思想工作的办法。[1] 通过学习务虚，全科人员进一步认清了形势，明确了任务，增强了革命热情，深刻领悟到"不能满足于现有的成绩，要把红旗越举越高"。这实际上是通过政治教育的方式，向医务人员传达了"心术不正、医术难精"的思想，鼓励他们德术并举，认清磨炼技术和创新研发的根本目的，正确理解医疗卫生职业伦理的内涵。

除了政治教育外，骨科医务人员也深入农村、工厂和基层，在实践中锻炼自己，密切结合业务进行思想工作，沿着又红又专的方向前进。到1966年2月几乎所有骨科医生都下过了工厂。通过这样的方式，医生们了解工人和农民的生产和生活情况，结合生产活动的特点来寻求更有效的保健方式和预防疾病的途径。不仅如此，骨科医生们还在实践过程中对于劳动人民的疾痛有了切实和清楚的感知，意识到劳动人民为建设社会主义作出了巨大牺牲，并在点滴相处中与劳动人民结下深厚的阶级感情。这种知识分子与工农群众之间的"了解之同情"，让医生们在治病时不仅仅只把疾病归为生理上的因素，而是更为关注患者们的主观感受，设身处地为病人着想，给予他们情感和精神上的安慰，努力提升患者的生存质量。陈中伟在下厂劳动中发现工人腱鞘炎是手工操作工人的多发病，这在临床上并不是什么疑难杂症，过去也没有得到医生们的重视，但却给工人的生活带来极大的痛苦，给他们的生产活动带来很多不便。从劳动人民的体验和认识出发，陈中伟创制了新腱鞘刀，简化了手术，缩短了休息时间。同时他还

---

[1]《〈断手再植手术〉成功以来第六医院外科的情况》，1963年8月6日，上海市第六人民医院档案馆藏，WS.1.1963-016-1。

将这种方法毫无保留地给了工厂保健站的学生，大大提高了腱鞘炎的治疗质量。工人们不再因疼痛而痛苦，可以更为积极地投入生产工作，体验到生命的价值感和幸福感。

通过政治思想学习和下厂实践，骨科医生们意识到医疗工作的内涵不仅仅在于治疗疾病，更在于增强政治责任感和阶级感情以服务人民。卫生工作的任务是保护人民的健康，保护劳动力，为生产服务，为社会主义建设服务。因此在治病疗伤的过程中，应该与病人同忧患、共欢乐，在解除人民病痛的强烈愿望的推动下修炼医术，不断提高社会主义觉悟和业务技术水平，展现出在又红又专道路上前进的精神面貌。专无止境，红无止境。[1]

4.2 钻研业务，发扬"三敢"精神

随着思想觉悟的提升和阶级感情的加强，骨科医务人员牢记医疗为民，以人为本，并以此为目标，在护理和医疗工作中都体现出精益求精、勇于钻研的"三敢""三严"的科学精神，并通过大胆的尝试和创新、积极的探索和实践提升了工作的专业性。在护理工作方面更为注重规范性和服务意识，以提升整体医疗工作的质量。一位骨科护士从保健旅馆劳动回来后，感到旅馆能将病人照顾得很周全，她认为相比之下医院对病人的护理更应该周到，于是提出改进基础护理工作制度。[2]于是，骨科就鼓励大胆试行加强了基础护理和入院指导，并尝试改变医务人员对病人的称呼，此前医务人员称病人为几号床，自此改称病人为某某同志，密切了病患关系，让病人感到十分亲切。骨科不仅用精湛的医术医治病人的疾患，而且通过细

---

[1]《中华人民共和国卫生部在上海举行授奖大会，表彰上海市第六人民医院施行断手再植成功》，上海市卫生局编：《断手复活》，上海人民出版社1963年版，第9页。

[2]《不断革命不断向前——六院外科党支部一年多来政治思想工作小结》，1966年2月8日，上海市第六人民医院档案馆藏，WS.1. 1967-001-6。

致和精心的照料抚慰了病人的心灵。

通过学习，六院骨科的医生们更关心科室集体，增强了专业协作精神。断手再植成功给六院骨科的深刻启示之一，是医护工作者们更加深刻体会到医疗工作是一个整体，如果没有各个部门的密切配合，没有各个环节的紧密衔接，就不可能出现这样的奇迹。只有加强团结协作，骨科医生们才能为病人提供高质量的医疗服务。认识到了这一点之后，骨科尝试突破原有模式，医生们不再各顾各的，而是更关心科室的集体发展，从管理方面协调团队合作，采用了组内统一布置任务，有问题一起商量，定期小结检查的新模式。这种模式也提升了骨科的整体工作效率。在管理方式调整之前，医生查病房，护士晨间护理，公务员清扫病房，时间都比较集中。由于大家配合不当，时常出现挤在一起的现象，影响病房秩序和医疗质量。自此管理方式合理安排，不但消除了上述不良现象，而且同时改进了查病房的顺序、护士跟师查病房的配合工作、医生准时手术等事务。骨科在加强科室内部协调工作的同时，还主动向别的科室征求意见，学习兄弟科室的先进经验，改进自己的工作。[1]当骨科与其他科室一起配合手术时，骨科成员善于倾听交流，增强多专业学科之间的协作能力，高水准完成医疗任务。得益于科内良好的团队精神和集体主义精神，医护同心同德，在科室内外都保持了良好的专业协作，促进了大家的共同进步。

除了在护理和团队协作方面增强专业性、探索新可能之外，骨科医务人员始终将在专业技术方面的巩固和突破作为工作的重心。他们十分注重医学基础理论的学习，掌握了扎实的基本功，并在此基础上敢于创新、勇

[1]《〈断手再植手术〉成功以来第六医院外科的情况》，1963年8月6日，上海市第六人民医院档案馆藏，WS.1.1963-016-1。

于探索，成功实现了技术突破。例如陈中伟在矫形外科进修时，每一个细小的病史要点、检查与治疗手法，以及阅读 X 光片的方法，他都仔细学习和掌握，他阅读了矫形外科的经典著作，定期向老师汇报阅读体会，并且学习英语以了解和掌握国外专业动态。在手术过程中，陈中伟和他的同事们也很重视细节问题，从铺盖无菌手术巾、结扎血管、切口暴露，到扩创和缝合，一切都严格要求，一丝不苟。踏实与勤恳的业务实践帮助陈中伟打好了技术基础，而超越自我、开拓创新的"三敢"精神则带领他勇攀技术高峰。在断指再植技术的研究过程中，为了找到行之有效的延长断肢保存时限的方法，陈中伟夜以继日地进行动物实验，不断记录和观察分析，通过技术的调整和更新一次次突破断肢保存时间的上限，终于将离体 104 小时的动物断肢再植成功。陈中伟和骨科的医务人员发扬了敢想、敢说、敢做的"三敢"精神，在医疗工作中大胆尝试了以前从未采用过的新办法，并通过实践总结经验，将医疗和护理业务细分为更加精确和标准化的操作流程，在工作的各个方面落实了严谨周详的专业精神，促使科室不断改变和进步。

4.3 心怀大爱，救死扶伤

除了向前来考察和学习的外国考察组倾囊相授外，六院骨科还多次帮助外国人接上了断肢。在郑州纺织机械厂实习的越南实习生阮氏梅，在 1972 年 4 月 5 日右手腕被正在运转的铣刀切断。六院组成了以陈中伟为主的抢救小组，历经五个小时的手术，成功接上手腕。[1] 正是出于心怀大爱的人道主义精神，六院骨科无私分享技术成果，希望可以造福全世界的人

---

[1]《上海市第六人民医院为越南实习生实行断手再植　越驻华大使致电感谢》，《对外经援简报》1970 年 4 月 24 日，WS.1. 1972-004-7。

民。这让断肢再植不仅仅是中国医学的杰出成就，也成了世界医学的璀璨成果。

本着为人民服务、救死扶伤的革命人道主义精神，在党和国家有需要的时候，六院骨科也挺身而出。1976 年，六院与其他医院一起组成了第三批抗震救灾医疗队赶赴唐山，六院骨科的眭述平参加了此次行动，将骨科为了人民而不断克服困难的信心和勇气带到了救灾工作中，并且发扬为有条件要上、没有条件也要创造条件的革命精神，成功抢救了许多危重病人。[1] 抗震医院设备条件较差，医疗环境简陋。在救治一名右手拇指离断的病人时，眭述平和助手们没有得心应手的手术器械和手术显微镜，没有完善的通风和降温设备，当时也缺乏良好的消毒隔离环境。而眭述平考虑若是转院就会耽误再植手术的最佳时机，还是坚持为这位病人实施了断手再植的手术。一众医护人员也群策群力，逐一解决难题。为了保障设备的使用，眭述平请人开车到唐山工人医院借来了五官科使用的单人双目放大 6 倍的手术显微镜代替骨科的双人双目放大 8 至 10 倍的手术显微镜。面对手术室通风不良过于炎热的情况，手术室的医务人员轮流用扇子替医生和病人扇风。在排除万难后，历经六个小时，终于打赢了这一仗。术后经过外科和骨科的护士十几天的精心护理和治疗，再植成功。由于在救灾医疗工作中表现突出，眭述平作为代表光荣出席了上海市卫生系统双先会议。

20 世纪 60 至 70 年代，我国的工业化和农业机械化处于迅速发展阶段，虽然有一系列安全生产措施的保护，断肢断指的创伤还是屡见不鲜。六院骨科自 1963 年首次接活断肢以来，不断奋勇向前，千方百计为劳动人民接上肢体，并力争恢复良好功能，让再植技术得到发展与提高，并启发了后

---

[1]《第三批赴唐山医疗队工作总结》，1978 年 3 月，上海市第六人民医院档案馆藏，
    WS.1. 1978-006-2。

来的移植和再造技术。这一时期的六院骨科虽处于初创阶段，但却取得了令人叹为观止的成就，真正做到了以精湛技术为基础，以优质服务为载体，全心全意为病人服务。一众骨科成员的不懈努力，诠释了救死扶伤的医者信仰，展现了人民健康卫士的非凡品质，不仅惠及广大人民群众，也在我国这一时期的社会主义建设中起到关键作用，卓有成效地保护了生产和建设力量。这种不停向前、踵事增华、勇于突破自我的精神为后起之秀所继承，带领骨科迎来更多的辉煌。

第三部分

1980—1989

1. 建制沿革

20 世纪，六院骨科在经历了 60 年代的建制初创、70 年代的艰苦进取后，于 80 年代迎来了全新的发展机遇。

20 世纪 70 年代末 80 年代初，世界经济快速发展，科技进步日新月异，顺应时代潮流和人民愿望，党的十一届三中全会于 1978 年在北京召开。这次会议确定了以经济建设为中心的政治路线，重新确立了"解放思想，实事求是"的思想路线，作出了改革开放的重大决策。在新形势的推动下，为适应社会主义市场经济体制、满足人民群众不断增长的健康需求，促进卫生事业持续、协调、健康发展，卫生系统坚持为人民健康服务、为社会主义现代化建设服务的方向，着力挖掘卫生资源的潜力，调动医务人员的积极性和创造性，扩大服务范围，缓解供需矛盾。

在这一时代转折点上，六院响应中央号召，力求做到医疗事业的进步同国民经济和社会发展相协调，从实际出发，实事求是，因地制宜。1978 年 3 月，医院恢复临床、医技各科室建制；8 月，恢复和建立医院心血管病研究室、呼吸四病研究室、妇产科病理研究室、医学遗传研究室、临床放射性同位素研究室和超声医学研究室，并恢复和重新任命一大批科主任。是年，医院成立院学术委员会。十一届三中全会后，医院进一步落实知识分子政策，加强卫生队伍建设，推进医院经济管理核算，健全管理制度。1979 年 4 月，医院机关职能处室科室设置为二部二办五科（即党委办公室、院长办公室、人事科、医务科、总务科、财务科、保健科、护理部及门急诊部），并聘任相关中层干部。在摸清医院费用开支的基础上，针对相关经管部门拟订定额管理、收支比率。1980年6月，医院召开第一届职工代表大会，审议通过《上海市第六人民医院工作人员守则》《医师守则》《护士守则》等系列规章。[1]

在此背景下，六院骨科得以打破枷锁，迈步向前。实行改革开放的方针政策转向为骨科提供了强大的科研技术创新动力，骨科的临床诊疗和基础研究水平得到极大提高。"解放思想，实事求是"的整体氛围让骨科专家重获开放与广阔的研究视野，医院总体制度体系的进一步完善与巩固使骨科未来的科室建设有迹可循、有据可依。20世纪80年代至90年代是骨科发展的承上启下阶段，此时，骨科医师队伍日益壮大，医务工作者一心集中精力为祖国的医疗卫生事业努力工作，骨科的专业性大为精进，在显微外科领域，技术一度世界领先。同时，以病患为本位的医疗服务意识显著提升，骨科全体人员不断提高服务质量和效率，立志造福人民，使全体社会成员共同受益，由此助力社会主义现代化建设。不仅如此，随着国家对外交流日渐频繁，骨科踊跃承办各类科学成果推广学习班，主动派遣优秀专家代表出国参加学术会议，鼓励国内外同行相互交流经验，力求在全球知识竞争中发挥效用，践行学科担当。20世纪80年代，六院骨科逐渐发展成为业界楷模。

1.1 医疗业务与科室管理

医疗工作是医院运作的基础和根本，骨科在20世纪八九十年代从临床

---

[1] 上海市地方志编纂委员会：《上海市第六人民医院志》，上海科学技术文献出版社2021年版，第9—10，40—41页。

医疗病例中发现病人的疑难问题，精心钻研，大量实验，精进核心优势技能，再将新的医疗技术切实应用到病患身上，真正做到以病患为核心，造福广大病人。

1981 年，骨科全年共诊治出诊病人 60557 人次（1—9 月），急诊 9077 人次（1—9 月）。病房收治 843 人，住院率 92.4%，周转率 3.6%，治愈率 75%，死亡率 0.2%，切口感染率 2.9%，家庭病床 81 人。其中断肢病房共有 96 位病人。并且，抢救重危病人 25 名，其中有 3 例完全是从死亡线上夺回了生命。此外，诊治日本工程师 1 名，我国台湾渔民 1 名，华侨 8 名，为海峡两岸同胞、中日人民之间的友谊作出贡献。[1] 据《人民日报》记载，台湾省基隆港"大生"号船员刘铃木于 2 月 20 日在东海海上捕鱼作业时，因操作不慎导致左脚被缆绳绞断，伤情严重，次日，他由人民解放军海军派专艇送到上海。六院骨科为刘铃木进行了紧急手术，在医护人员的悉心治疗和护理下，刘铃木的病情逐渐好转。陈中伟等人还特地向前来医院探望刘铃木的"大生"号渔船船长廖瑞平和全体船员介绍了刘铃木的伤势及手术治疗的经过，船员们都为伤员的迅速得救而额手称庆。[2]

1982—1983 年，骨科加强了科室管理，恢复和健全各级医护人员的岗位责任制，如总住院医生和低年住院医生 24 小时住院制、病房医生值班交接班制、各级医生查房制等。此时，其一，病史质量有了明显的改善。住院医生能认真书写病史，主治医生修改把关，住院总医生每月总结公布，做到项目齐全、整洁，达到规定要求，病史排列及书写内容都有很大提高。其二，为使 I 类切口感染率下降，重视消毒隔离，无菌操作，在修缮房屋

［1］《骨科 81 年工作小结》，1981 年，上海市第六人民医院档案馆藏，WS.1.1981-014-21。
［2］《台湾渔民刘铃木伤愈出院离开上海》，《人民日报》1981 年 3 月 19 日第 4 版，《人民日报》图文数据库（1946—2022）。

环境较脏的不利条件下，各级医务人员层层把关，Ⅰ类伤口感染率从1982年的1.85%下降到0.22%。其三，病房大修对管理和手术带来一定影响，因此全科实行交替部分关闭，每组分批修理，抓紧病床使用和周转。床位由原来的106张减少到89张，最少时仅68张，但全科抓住术前、术中、术后的各个环节，住院手术人次由1982年的588人次上升到606人次，床位周转率由7.9%上升到8.68%，床位使用率由93.27%上升到96.75%。1983年的门急诊工作量也较往年增加，为保证门急诊工作质量，安排主治医生坐镇门诊，科主任每周固定下门诊一次，解决疑难病例。[1]

医疗业务繁忙，临床工作量大是骨科工作的不变特点。及至1984年，医院实行科主任聘任制后，科室改革了医生值班的安排方式，提高医生调班的机动性以适应急诊高峰的需要，充分发挥每个医生的最大作用，保证科室医疗工作能有条不紊地进行。各级医生职责分明，通过住院总医生进行有机的联系，随叫随到，坚守岗位。全体科室在医生中强调技术上的等级，实行三级负责制，层层把关，在技术处理上，要求下级医生服从上级医生，发现问题要及时报告，及时解决，既加强了各级医生的责任，又保证了医疗质量。据统计，1984年，头十一个月各科门诊就诊人数达74034人次，比上一年同期增加5200多人次，急诊就诊人数达13026人次，比上一年增加733人次。急诊清创手术2647例。其中断肢（指）再植手术有111例。病房出院918人，比上一年增加148人。手术数691例，比上一年增加85例。单显微外科手术就有35例之多。手术后转至断肢再植病房特护的病人有146人次，每一个这样的病人，医生平均至少需要做六个小时的手术，而护士则要为其做两个星期的特别护理，工作量颇大。但科

---

[1]《骨科先进集体事迹》，1984年，上海市第六人民医院档案馆藏，WS.1.1984-002-8。

室人员坚持以全心全意为病人服务的精神对待工作，齐心协力忠于职守，较好地完成医院管理的各项指标。骨科的诊断符合率、门诊、入院待查率、治疗有效率、陪客率和病床实际使用率等各项指标都达到或超过上海市级医院的考核标准。全年无菌手术没有一例发生化脓感染，只有病床周转率一项由于骨科病人术后病程较长而没有达到医院的平均水平，但也达到9.16次每床，比上一年的8.68次每床有所提高。1984年骨科的医疗质量较高，没有发生重大医疗差错事故，服务态度优良，广受病人好评，全科共收到表扬信62封、镜框5个、锦旗8面，还得到上海冶炼厂赠送的奖金500元。[1]

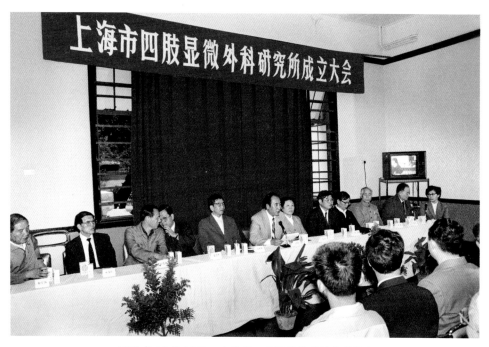

1987年10月16日，上海市四肢显微外科研究所成立

[1]《骨科1984年度先进事迹》，1985年1月5日，上海市第六人民医院档案馆藏，WS.1.
1985-003-16。

1987 年 6 月 29 日，根据沪卫科（87）第 70 号文，上海市卫生局批复，同意六院成立上海市四肢显微外科研究所。该所属院办所性质，由医院直接领导，暂定编制 30 名，于仲嘉为首任所长。下设断肢再植、肢体再造、肢体修复、功能康复、基础实验和情报资料 6 个研究室，同时建立肌电图诊断室。1990 年 4 月 12 日，经卫生部批准，在六院建立"中国上海四肢显微外科培训中心"。上海市四肢显微外科研究所以及相关机构的建立，不仅是对六院骨科领先技术的认可，更是为骨科的持续创新发展提供了源泉动力。

到 1989 年，六院骨科的创伤外科和显微外科已成为科室的主要特色，为满足不同病人的各种要求及不断提高医疗质量，科内指派一名主任医师主持门诊日常工作，把入院前诊断及疑难病症诊疗视作第一关，急诊救治的实体治疗视为第二关，主任医师亲力亲为，坚持疑难门诊及病房查房。1989 年，大部分科室认真完成了诊疗常规的修订工作，骨科在此基础上，将修订常规工作与业务学习相结合，每完成一次常规的修订，全科进行一次业务学习，提高全科诊疗水平。此外，诊疗常规使诊疗工作规范化、程序化，保证医疗质量，避免差错事故的发生，有利于进修、实习医生的培养。总体来看，科内在不增加医院开支，不增加工作人员的情况下，固定加床 10 张，流动加床 3—4 张，在医院各项医疗指标考核中始终名列前茅。全年病床抢救病人 25 人次，进行显微外科手术 180 人次。全年出院人数为 9679 人，手术人数共 4940 人，病床使用率、手术诊断符合率、治疗有效率、无菌手术化脓率、手术并发症发生率均达六院规定的考核指标。1988—1989 年共挽救了 211 例重危病人，从死亡线上夺回了许多病人的生命，其中医务处组织全院力量抢救的重危病人有 25 例，抢救成功 23 例。[1]

---

[1]《骨科 89 年度年终小结》，1990 年 1 月 4 日，上海市第六人民医院档案馆藏，1989-B-041-1。

从 1980 年到 1990 年，骨科逐步加强科室管理，将诊疗制度规范化、合理化、精确化，不同部门各司其职，容纳更多的病患及时就医。门急诊与临床医疗人数均呈上升趋势，住院率、周转率、手术成功率都有所提高。尽管骨科处理的诊疗基数大、手术频次多、难度高，但在科室全体人员的共同努力下，保持了较高的医疗质量，并且，全科在临床医疗中发现问题、解决问题，推动新技术的发明创造，巩固了自身明显的显微外科和创伤外科优势，使骨科成为六院的金字招牌。

1.2 医疗护理

医疗护理服务质量直接关系到患者的治疗效果，体现护理人员的潜能和创造性。以护理程序为核心，做到环环相扣、协调一致，积极配合相关人员做好护理与医疗、科教、院内感染管理、后勤等各个部门的协调工作尤为重要。处理好这些关系有利于护理程序的实施，为临床一线医疗工作起保驾护航的作用。良好的护理工作要求护士运用科学的护理程序为患者解决与疾病有关的身心方面的问题，强化卫生宣教工作，以热情的态度、诚挚的爱心、耐心的解释、周到的服务解除患者的恐惧心理。护士的良好素质在护理工作中可达到建设性的效果，起到提高医疗质量的作用。六院骨科始终把做好医疗护理工作视为提升医疗水平的必备前提。

20 世纪 60—70 年代，科室匮乏的人力一度无法周转开展必要的护理工作，截肢病人容易产生褥疮。及至 1981 年，骨科吸取此前的教训，强调根据护理需求来布置护理工作，严抓各班职责落实执行情况，加强差错事故的预防及督促机制，提高服务态度及服务质量，提倡继续教学，鼓励护理人员参加中青年护士提高班，培养进修护士。1982 年，骨科护理组获上海市三八红旗集体称号。

1983 年，护理工作加强管理，建立和完善各项规章制度，明确和落实各项责任制，实行记录、检查、交接班制度，护理质量明显提高，护理工作无差错事故。16 例截瘫病人无一例发生褥疮，对于高位截瘫病人，护理工作量不但大，而且操作技术复杂、要求高。在病人做颅骨牵引的条件下，加之有时气管切开，需要定时吸痰，消毒更换内套管，部分病情甚至不允许翻身，护士们发扬不怕苦、不怕累和不怕脏的精神，发挥集体力量，克服困难做好褥疮护理工作。每次护理，常需动员四五个工作人员，将病员躯体四肢用手托起来进行褥疮护理。护士们不管在炎热的夏天还是严寒的冬天，白天和夜晚，都坚持按时护理。骨科护理工作在列次院内外检查评比中都名列前茅。服务态度的改善及医疗质量的提高，使得医护人员收到的表扬信比上一年增加 20 封，病人还赠送镜框、锦旗等等。

1984 年，医、护、工三条线严格强调分工，使科室部门各明其责、各行其职，科室管理井井有条。公务员负责卫生，病房环境整洁，窗明几净。护士集中精力护理病人，质量大大提高。1984 年骨科收治的 8 名截瘫病人，没有一个出现褥疮，救治 4 位急性坏死病人，均未发生交叉感染现象。为了和临床上显微外科新手术相适应，一整套新的护理措施也随之产生，术后高质量的护理保证手术能取得预期的成功。不仅如此，骨科还尤为注重提高医护人员的技术水平，抓基本功训练，在全院组织的护士测验中获总分第一名，两位护士荣获个人鼓励奖。[1]

值得注意的是，在明确责任护理制的基础上，护理人员不仅要提升护理技术，医德教育层面上的个人修养亦被加以强调。20 世纪 80 年代，随着社会科学文化乃至人类文明的进步，人们对医学的希望不仅在于消除疾病，

---

[1]《骨科 1984 年度先进事迹》，1985 年 1 月 5 日，上海市第六人民医院档案馆藏，WS.1.1985-003-16。

还在于益寿延年，因此医学被赋予了新的社会意义，医学的模式由此前的生物医学模式转向了生物、心理、社会医学模式，为了适应模式转型的需要，护理工作相应也有所改革，于是以前的传统功能制护理开始转向责任制护理。所谓责任制护理，即是自病人入院到出院为止，由一个或一组护士，以病人为中心，用整体的观点，进行身心两方面的护理，其间做到岗位明确、责任具体、病人满意，进而取得良好的社会效益。在这一方面，全体骨科护理人员兢兢业业，除了加入护理班进修学习，努力提高护理质量之外，在推行责任制护理的过程里，医德教育已融入其中。譬如，骨科观察室有一名年约 20 岁的女病员，被机器夺去了右手，十分悲观，对生活失去了信心，护理人员就关心安慰她，介绍了许多伤残病员在手术恢复后是如何为社会作贡献的事迹，鼓舞病员，使这位病人重新对生活充满了信心，病人和家属非常感谢护理人员的帮助。护士们对待伤员，不论男女，一视同仁，走到病房总是笑脸相迎，热情了解病人的需要，询问有何不适，无论病人提出多么微小的要求，她们总是尽力满足。在科学管理病房的同时，护士团队积极组织内部学习，以高标准要求自己，在平时的学习过程中提升自身多科知识与外语水平。

2. 科研发展

"文化大革命"期间，尽管正常的临床和研究工作受到很大干扰，时任骨科主任的陈中伟带领骨科同道竭尽全力在继续为工农大众服务的过程中，仍坚持开展断肢再植相关的科学研究。1977 年 9 月，陈中伟出席国际外科学会第二十七届会议，会上做"断肢再植"的报告，受到各国会员的欢迎和重视。1977 年 10 月，陈中伟、于仲嘉、王琰为 8 岁男童实施第一例吻合血管游离腓骨移植治疗先天性胫骨假关节的手术，使男孩能重新走路，报道将其称誉为"我国显微外科技术在骨科领域的新发展"。1978 年 10 月，于仲嘉协同王琰、姜佩珠等医生为修水库时被炸去双手的青年农民高天社进行足趾移植再造手，利用金属人工掌骨做连接，将自体双侧第二足趾移植到右前臂截肢的残端再造具有两个手指的"手"，该手术大获成功，是为第一例再造手，被誉为"中国手""上海手"。1979 年 11 月，陈中伟、王琰、姜佩珠为失去双手的病人张成书，用自体双侧第二足趾连同跖骨一起移植到右前臂、用自体跖骨替代掌骨的"再造手"成功，手术后经过康复训练，功能良好。青蓝相继，薪火相传。1982 年，陈中伟离开上海市第六人民医院到上海医科大学附属中山医院工作，但他创立的断肢再植精神和风格依然影响并引导着第六人民医院骨科在显微外科领域里继续耕耘，以患者利益为核心，从临床实践中发现问题，在寻找解决办法的过程中发展科学技术。20 世纪 80 年代，于仲嘉接过接力棒，带领骨科继续向上攀登。[1]

2.1 断肢再植技术的发展

正如知名创伤骨科及显微外科专家曾炳芳所言："断手再植的成功开创了中国显微外科技术蓬勃发展的新时代，为六院骨科赢得了'中国断肢再植摇篮'的美誉。"[2] 自 1963 年上海市第六人民医院（现上海交通大学医学院附属第六人民医院）陈中伟成功完成世界首例断肢再植手术后，显微外科技术被广泛应用于断肢（指）再植、游离组织移植、四肢修复和功能重建领域。1965 年，六院成立断肢再植研究室，由陈中伟任主任，后由于仲嘉接任，着重开展基础研究和相关器械的研制。20 世纪 80—90 年代，显微

[1] 上海市地方志编纂委员会：《上海市第六人民医院志》，上海科学技术文献出版社 2021 年版，第 217，771—772 页。

[2] 《骨科发布：上海市第六人民医院》，http://www.360doc.com/content/19/0903/12/322 43301_858850007.shtml，2022 年 2 月 19 日。

外科理论不断发展，显微外科器械逐步改进，六院骨科全体人员继承前人的优良传统，扩大优势，针对在断肢和断指再植的临床实践中所发现的问题，进行卓有成效的科研探索。他们深知，医学科学以应用研究为主，理论联系实际，同时应加强基础理论的研究，增强科学技术储备。

1982年，六院建立科研管理制度，建立和健全科技档案工作，加强科研经费使用管理，登记科研经费使用记录簿，健全审批制度，加强科研成果转让的经济效益管理，等等，对科学研究进行制度化管理。此时，骨科属卫生部重点科研项目有一项，即再植肢体的功能恢复研究（1982—1984年），其一是通过对581例断肢及断指再植病人的检查、随访，建立一整套完整的评定再植肢体功能恢复的标准，其二是探究离断肢体可以恢复功能最长的缺血时间。一方面，1982年的主要任务在于搜集临床资料（检查、记录等），随访断肢（断指）病人共300例（三年以上的功能随访）。另一方面，作狗腿断离后再植的研究，控制变量，一组常温下，一组冷藏条件下，不同时间再植，作多项测定以便得出一个肢体可以恢复功能的最长缺血时间。1982年上半年，骨科已做完常温下缺血六小时、十六小时，冷藏缺血八小时、三十二小时、六十四小时等狗腿断离再植实验，并于术前和术后作了肌酸激酶、乳酸脱氧酶、肝肾功能测定。1982年下半年，骨科对上半年已作实验的狗进行观察和做一些酶、生化和脉扩充方面的检查，以便测定所做的几方面检查能否说明问题；于同年下季度做同一室温下不同时间的狗腿再植。[1]

提高断肢存活率的研究，该研究属上海市重点科研项目一项，其一是

[1]《上海市第六人民医院1982年科研工作总结》，1983年1月，上海市第六人民医院档案馆藏，WS.1.1982-012-1。《1982年上半年科研小结》，1982年6月29日，上海市第六人民医院档案馆藏，WS.1.1982-012-12。

进行带血管神经移植再生的实验研究（1981—1983 年），其二是进行狗动脉异体移植的实验研究。一方面，1982 上半年，改变动物模型，以狗的桡神经浅支原位缝合，一组将营养血管神经切断，再以 7-0 无创伤丝线将神经二断端多间断缝合 3—4 针作对照，另一组近端保留营养动脉、静脉，切断桡神经，这端桡神经及动静脉均切断，再将桡神经原位缝合，所断的桡神经均为 4 厘米。摸索试验共做带血管的神经移植 5 根，不带血管的神经移植 5 根。顾虑到适当室外观察时间，在正式试验做 3 厘米长的桡神经原位移植，下半年多做 5—10 根。术前在桡神经远端切口下取样做病理检查，分别在术后两个月和三个月每组多取 5 根神经做病理检查，进行对比证实，得出带血管神经移植比不带血管的神经移植优越的结论。另一方面，关于狗动脉异体移植的实验研究，陆续完成不同类型血管自体移植、异体移植各约 20 根，同时检查血管通畅与否，术后第一时间剖查取样做病理检查。[1]

1983—1984 年，在全科室的齐心协作下，完成了大量的显微外科手术，在技术上有了新的突破，断手再植存活率自开始的 51% 提高至 91.9%，六院骨科成为国内、国际上重要的断肢再植显微外科中心之一。[2]

2.2 手或全手指缺失的再造技术[3]

早在 20 世纪 60 年代中期，于仲嘉就跟随陈中伟开始涉足断肢再植和

---

[1]《上海市第六人民医院 1982 年科研工作总结》，1983 年 1 月，上海市第六人民医院档案馆藏，WS.1.1982-012-1。《1982 年上半年科研小结》，1982 年 6 月 29 日，上海市第六人民医院档案馆藏，WS.1.1982-012-12。

[2]《简介》，1983 年，上海市第六人民医院档案馆藏，WS.1.1983-029-3。

[3] 自 1978 年第一例再造手成功以来，截至 1986 年，于仲嘉和同事们为 34 位病人再造了 6 种不同类型的 37 只手，逐步形成了一套完整的、科学的"手或全手指缺失的再造技术"。该名称是基于一系列缺手再造案例形成的技术方法总结与成果概括，以此为题申报的课题曾于 1985 年获得国家科委表彰。

显微外科的实验研究和临床实践，在多缝静脉减少再植肢体术后肿胀、用节段性液压扩张解除血管痉挛以及应用高压氧治疗提高缺血时间长的断肢再植后的成活率等方面作出重要贡献。党的十一届三中全会之后，他更是勤于探索，不断创新，结合临床实践，开展科学研究。于仲嘉之所以能接连不断地取得高水平的研究成果并非凭空臆想，他立题的根据是治疗的需要和病人的要求，应用的基本技术是前人的经验和自己的实践积累，但他会在已有基础上加以更新，形成自己独特的创造。

手是人类从事劳动与生活不可少的工具，劳动人员凭借自己的一双手创造着理想的生活。如果丧失了双手，不但不能参加生产劳动，而且生活也不能自理。虽然近代义肢的发展日新月异，但是始终无法与敏感而灵活的造手相媲美。在 20 世纪 20 年代，由德国 Krukenberg 医生创造的前臂分叉手术（称 Kruberg's 手），除具有钳、夹功能外，兼有一定的感觉，此手术方法至 20 世纪 80 年代仍被采用，可是它的缺点在于外形难看，使用动作笨拙，病人不易接受此种手术，故未能普及应用。对手缺损的治疗，在 20 世纪 80 年代仍是医学科学尚未解决的难题。于仲嘉在已有"断肢再植"的医疗经验基础上时常忍不住思考：如何才能竭尽全力给伤残者造出真正的手？要知道，相较于"断肢再植"，"缺手再造"要面临更多的困难。"断肢再植"指的是肢体在外伤离断或手术切除肿瘤段以后，通过缝合相应的血管、神经和其他组织，把其离断部分在原来的位置上或在另外的位置上重新接到身体近端的手术过程。而"缺手再造"，指的则是在没有手指、手掌的情况下，利用人体自身的其他部分的肢体或骨骼皮瓣等复合组织，在显微外科下，进行移植，重建原来缺失的那一部分肢体，使它恢复一定的功能和外形。[1] 所以，

---

[1] 何黄彪、林发雄主编：《造手大师》，科学出版社 1995 年版，第 16 页。

这意味着，要在手掌、手指全部缺失的情况下再造出一只有感觉、有功能的活生生的肉手。然而，缺失的巴掌从哪里来？缺失的手指又从哪里来？它们之间怎样连接？于仲嘉不免有所苦恼和退缩，但是，病患的哭诉和哀求又震响在他的耳畔，对患者、对社会的责任感在强烈地驱动他："人是要有压力的，有压力才会有动力，即使是前人没有做过的，外国人没有做成的，我也要去做！"[1]秉持着这一信念，以于仲嘉为首的医疗团队对该课题进行研究、设计和实验，证明了缺手是可以造手的。

1978年，于仲嘉带领团队不懈努力，用钛合金制成的人造掌骨做连接，把25岁患者高天社的自体足趾游离移植到前臂残端，成功地再造了一只有感觉、能活动、初具外形的新手，是为第一例"再造手"。病人在康复后，灵活地使用新手在纸上写下"我要用再造手努力为党工作"几个大字，于仲嘉尤为激动，"失去双手的病人终于有了希望，生活对他们重新变得富有魅力了！"[2]"再造手"的意义不仅在于让病人重新获得可以活动的双手，参与工作劳动，更是赋予了病人生活的信心，重塑了病人生命的价值，还令中国的医学技术在国际医学界享有了话语权。

及至1979年9月、10月、11月，于仲嘉团队继续成功地为双手缺损的病员造手，且第二例造了三个手指的右手。科学的道路没有尽头，于仲嘉不由得思考："我从两个脚上各取一趾给高天社造出了一只有两指的手，就能给病人带来这么大的欢乐。如果再进一步用一只脚上的足趾造一只手，两只脚造两只手，那么，病人不就更加方便得多了吗？"[3]1980年文献报告中曾出现使用移植拇趾皮甲瓣再造拇指的方法，于仲嘉紧接着也在临床上

---

[1] 何黄彪、林发雄主编：《造手大师》，科学出版社1995年版，第17页。
[2] 同上书，第8页。
[3] 同上书，第20页。

068

应用这一技术，积累了十余例临床经验，可贵的是，他以此为基础，进一步深入研究足第一跖骨背动脉和第一、二趾背动脉的显微解剖关系，发现了拇趾皮甲瓣和相邻的足趾具有共同血管蒂的解剖特点。[1]由此，于仲嘉与归国的何鹤皋一拍即合，经过多番讨论、商议，他们最终拟定方案：保留拇趾的伸屈肌腱和趾骨，将拇趾皮瓣包括趾甲和甲体一起剥下，连同第二趾一起，作为再造手的手指材料；拇趾的皮瓣包裹在被加工成一定曲度的髂骨块上作为一指，第二趾作为相对的一指，实现"一足二指一手"。考虑到手的对指问题，遂将拇趾皮瓣下沉，血管由张变弛，使其获得一定的旋转余地。将上述设想应用于再造手的临床实践，就能构成单足供趾再造手新技术。

1981年8月3日，于仲嘉、何鹤皋等医师联手为一名半年前在事故中失去双手的新疆女民兵韩小玲的同侧拇趾施行右手再造术，运用一足趾皮肤趾甲瓣连同和第二足趾移植到右前臂再造了一只右手，是为同侧供趾再造手技术。这名19岁的姑娘坚强而乐观，对生活怀揣着坚定的信心，但术后，右指末端的皮肤呈青紫色，不免让她紧张、动摇。于仲嘉和何鹤皋经过仔细地研究，得出结论：这是手术后没有进行充分引流而产生的局部淤血，是无碍大局的。医者完全能体会到病人的担忧，于仲嘉耐心地对其进行解释，像对待孩子一样地关心她，帮她分析病情，鼓励她勇敢接受第二次的手术。10月27日，团队采用同样的方法又为这名患者再造了一只左手，成为我国第一个双手缺失双手再造的成功样例。在已有手术的经验基础上，医生吸取教训、精进技术。最终，韩小玲的再造左手肤色丰润，外观漂亮，与此同时，右手的淤血也逐渐散去，她忍不住在病房里激动得引吭高歌，

---

[1]《推荐上海市优秀工作者，通令嘉奖候选人于仲嘉同志先进事迹》，1987年3月，上海市第六人民医院档案馆藏，WS.1.1987-022-34。

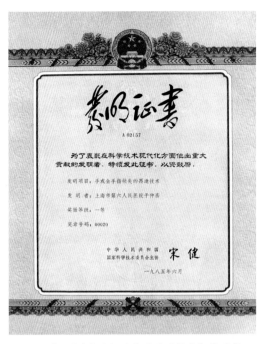

1985年，"手或全指缺失的再造技术"获国家
发明奖一等奖，第一完成者于仲嘉

她歌唱的不仅是自己的新生，更是歌唱医生们救死扶伤的医德。几年后，韩小玲重回上海的医院看望医生们，将照片送给医生作为纪念，于仲嘉回忆道："照片上有她提水浇花、拧毛巾、弹奏风琴、拍摄照片……看得出，她生活得很愉快，很惬意，她现在是新疆石河子农场幼儿园教师，工作得很出色。"[1] 于仲嘉满怀欣慰，再造手技术使缺手的病人再也不必因为没有双手而感到厌世和绝望。

在临床经验积累的基础上，于仲嘉继续对再造手技术进行改进、丰富、提升，再造手的手指从两个增加到三个，从两只脚取趾头造一只手发展为从一只脚取趾头造一只手，进而为双手缺失病人再造双手。截至1986年，他和同事们为三十四位病人再造了六种不同类型的三十七只手，如二足一手二指、二足一手三指、一足一手二指、一足一手三指、二足二手二指、二足二手三指，手的功能和外形有较明显的提高，成功率达到91.8%，并逐步形成了一套完整的、科学的"手或全手指缺失的再造技术"，该成果于1985年被国家科委列为创造发明一等奖。[2]

---

[1] 何黄彪、林发雄主编：《造手大师》，科学出版社1995年版，第10页。
[2] 《于仲嘉同志事迹介绍》，1987年，上海市第六人民医院档案馆藏，WS.1.1987-022-31。

2.3 游离组织移植术

在显微外科研究领域中，于仲嘉思路敏捷、思维活跃，既能发现和提出问题，又善于解决问题。他并未因"手或全手指缺失的再造技术"的科研成果沾沾自喜，而是时刻反思手术缺陷，钻研和丰富技术方法。在游离组织移植修复肢体缺损的临床实践中，医生常常遇到病人肢体因严重缺损和触发感染，造成周围血管破坏、缺失、闭塞、不能用于缝合的情况，不得不中止甚至放弃手术，因为血管的能否缝合是施行该手术的先决条件，这是不少专家早已指出的关键点。于仲嘉在临床需要和前人结论这对矛盾面前苦苦思索，是因循守旧，还是革新创造？为了解决受区没有可供吻合血管时如何进行游离组织移植的临床难题，于仲嘉领导骨科从动物实验入手，探索新的答案。在实验中他证实游离移植的组织与带蒂转移的随意皮瓣有着一样的生物学行为，它与受区组织之间也会形成足够的侧支循环，使皮瓣存活而不依赖其轴性血供。根据这一重要发现，1982 年 5 月 18 日，于仲嘉成功进行了我国第一例"桥式交叉吻合血管游离组织移植术"，为受区没有可供吻合血管的情况下实施游离组织移植建立了安全可靠的手术技术。该例患者因先前手术后感染在左下肢遗留大面积瘢痕伴有马蹄畸形，所以采取的手术方法是：用游离背阔肌肌皮瓣覆盖瘢痕切除后的创面，由于受区没有可供吻合的血管，将移植肌皮瓣的血管蒂与健侧肢体选定的血管吻合，建立血液循环，通过皮桥将两侧肢体连接在一起，六周后切断皮桥，分开双侧肢体，移植在受区的肌皮瓣通过它与受区周围组织形成的侧支循环而存活。[1]供应患肢侧的游离背阔肌肌皮瓣的血供，由于血管呈交

---

[1]《卓越的成就 高尚的医德——记再造手的创始人、上海市第六人民医院骨科主任于仲嘉》，1986 年 4 月 20 日，上海市第六人民医院档案馆藏，WS.1.1987-022-32。

叉吻合，故命名为"桥式交叉吻合血管游离组织移植术"。这一研究成果解决了因受区缺乏血管无法进行游离组织移植的技术难题，挽救了许多原来因为缺乏有效的治疗方法而不得不截肢的伤残肢体，使它们恢复功能。截至1986年，六院骨科应用这项新技术治愈了二十多位伤残严重复杂的病人，成功率为100%，该项成果于1985年获国家科学技术进步奖三等奖。[1]

骨科全体成员在攀登医学科学技术高峰的道路上，总是把已取得的成绩当作前进的新起点，不断开拓新的研究领域。一般而言，应用显微外科技术，医生可以从病人身上的适当部位，切取带有血管蒂的皮肤、肌肉、骨骼等组织，通过小血管吻合的方法，移植到肢体的其他部位来修复那些相当的组织缺损；还可以把病人的足趾游离下来移植到截肢了的前臂或手的残端来再造手或手指，治疗效果之好是以往任何方法都无法比拟的。但是，20世纪80年代前的常规游离组织移植术，一次手术利用一组血管供血只能移植一个游离组织，这就使它在临床上的应用受到一定限制。由于外伤和肿瘤切除后遗留下来的肢体缺损和缺失的情况是相当复杂的，有的肢体，组织缺损的面积很大，只移植一个游离组织是不足以修复的，有的肢体，同时有几种不同性质的组织缺损，单移植一种组织，顾此失彼，修复就难以完全和有效；更有一些肢体，在缺失的同时还伴有必须用游离组织移植来修复的缺损，不得不分次手术，先修复而后再造。凡此种种，都是临床上用常规的游离组织移植方式所无法解决的难题。[2]

通过20世纪80年代早期的"再造手"医疗实践可知，一方面，早先

---

[1]《卓越的成就 高尚的医德——记再造手的创始人、上海市第六人民医院骨科主任于仲嘉》，1986年4月20日，上海市第六人民医院档案馆藏，WS.1.1987-022-32。

[2]《于仲嘉同志事迹介绍》，1987年，上海市第六人民医院档案馆藏，WS.1.1987-022-31。

游离组织移植术的特点之一，是重新建立组织内的血液循环，每一游离组织都有一个独立的血管蒂，至少包括一条动脉和一条静脉，于仲嘉此前发明的是单足供趾的再造技术，就是利用脚的拇趾的皮肤趾甲瓣和相邻的第二、第三足趾在解剖上具有同一血管蒂的特点。所以，手术中只要吻合一组血管，就可以再造二到三个手指。但从一只脚不能同时取下三个或更多的足趾。否则脚的负重功能将受到很大影响，所以再造5个手指只能从病人的两只脚上分别切取足趾或皮甲瓣，并将它们各自拥有的独立血管蒂重新组合。另一方面，在临床上，范围广泛的软组织缺损需要移植两块或更多组织瓣才能修复，肢体多元性组织缺损需要分别移植皮瓣或肌皮瓣来修复皮肤软组织缺损，同时移植带血管的游离骨来桥接缺损的骨骼两端；合并软组织缺损的手或手指缺失，需要在再造手或手指的同时修复缺损。于是，构成五指综合游离体再进行移植，这就是新的突破的关键所在，再造了五指，而又保留了尺动脉的完整，从而保证再造的手指和原来健在的手掌都有丰富的血液供应。[1]

这一新手术所应用的技术就是于仲嘉等人研究成功的游离组织组合移植术，他们从供区移植组织的显微解剖结构的研究入手，把两个或更多具有独立血管蒂的游离组织通过血管吻合而连接起来，构成只有一个共同血管蒂的组合体，再移植到受区，与一组动脉和静脉吻合，为一起移植的多个游离组织重建血液循环，进行肢体缺失的再造或组织缺损的修复。这一新技术扩大了治疗范围，过去认为不能医治的病员重新得到了治疗，原来需要多次手术才能修复的组织缺损通过一次手术就得到必要的修复，此举能有效地缩短治疗周期，提高修复效果。

---

[1] 《〈全手指缺失，全手指再造〉情况简介》，1983年，上海市第六人民医院档案馆藏，WS.1.1983-029-7。

1983 年，来自贵州的 8 岁女孩钟亚梅，于三年前左小腿被汽车轧伤而致残，全小腿皮肤缺损，疤痕贴于骨和部分肌肉上，踝关节跖骨屈畸形，不能行走。面对这样大面积皮肤缺损的情况，于仲嘉与何鹤皋决定采用双背阔肌皮瓣游离一次修补的手术，为确保患者安全，两人于术前在显微镜下进行多次动物实验。手术过程中，医生从小伤员的左右两侧背部游离下长 30 厘米、宽 9 厘米（右片）和长 28 厘米、宽 11 厘米（左片）两片呈菱形的带血管蒂的皮瓣，中间加以缝合，包裹移植在除了疤痕的左小腿上，接通血管。再将皮瓣的一端搭成皮桥，交接在右足内侧的切口处，分别将右足上的大隐静脉、足背动脉与皮瓣上的胸背静脉、胸背动脉对端缝合，以代替受区的血液供应。同时，纠正左足踝关节跖屈的畸形，将双侧背阔肌皮瓣供区切口的上下两端自行缝合，中间张力较大的地方，则从腿部游离两小块中厚皮片加以缝合覆盖。[1] 手术进行得十分顺利，小病员在术后恢复良好，经过几个月的住院观察和治疗，左小腿完全恢复健康，行走自如。由此，于仲嘉及其团队打破了一次手术用一组血管供血只能移植一个游离组织的常规，通过吻合有关的血管，将两个或更多具有独立血管的游离组织连接起来，构成一个具有同一血管蒂的组合体，再移植到肢体需要修复和再造的受区。这样，只要一次手术，由一组血管供血就可以同时移植两个或更多的性质相同的或不同的游离组织，使游离组织移植术从单一向组合的方向发展，六院骨科据此又一次在四肢显微外科领域居于领先地位。[2]

1984 年的秋天，骨科接待了一名从南京来的 12 岁男孩，六年前他因

［1］ 何黄彪、林发雄主编：《造手大师》，科学出版社 1995 年版，第 62 页。
［2］ 《于仲嘉同志事迹介绍》，1987 年，上海市第六人民医院档案馆藏，WS.1.1987-022-31。

左髋部扭伤后疼痛，并逐渐出现左股骨上段向外侧膨出，多处求医，回答都是截肢。于仲嘉和何鹤皋仔细检查后发现，病孩左股骨颈基底直至股骨干的中上三分之一处有 25 厘米的病损，如作肿瘤段病灶刮除，势必丧失股骨的负重功能，对病孩今后生活和工作带来极大不便。又因小孩正在发育生长中，不能用人工生物材料假体代替。既要切除病灶，又不影响股骨的负重功能和孩子的发育，这在国内外尚无妙策。经过反复试验与探索讨论，二人大胆设计应用游离的双腓骨组合移植这一方案。研究团队把切取下来的两侧游离腓骨中的一根上下颠倒，将其并排捆在一起组成一根骨头，再吻合其间的一组血管蒂，使血流通道串联起来，这个组合体就具有了一个共同的血管蒂，最后用常规方法把它移植到股骨缺损的部位。经过三个月的术后康复，拍片显示患者移植的腓骨和股骨端已经骨性愈合，出院时病孩已能弃拐而行。[1]

团队再接再厉，1985 年 12 月，于仲嘉在助手何鹤皋、张忠润等 5 位医师的配合下，应用游离足趾组合移植的新技术，为在工伤事故中导致左手全手指缺失的青年农民董勤亮，一次手术同时再造了 5 个手指，耗时仅为 9 小时 20 分钟。手术后两个多月，再造的 5 个手指丰满红润、血液循环正常，手指的感觉恢复，各个手指都能够伸屈活动，拇指也能和其他手指对握。这是首个全手指缺失、全手指再造的成功临床病例。[2] 及至 1986 年，他们为 17 位病人进行了 7 种不同类型的游离组织组合移植，使得用传统手术无法处理或须经多次手术才能治疗的残肢，得到有效的修复和再造，保

———————

[1] 《骨科 1984 年度先进事迹》，1985 年 1 月 5 日，上海市第六人民医院档案馆藏，WS.1.1985-003-16。何黄彪、林发雄主编：《造手大师》，科学出版社 1995 年版，第 64 页。

[2] 同上书，第 69 页。

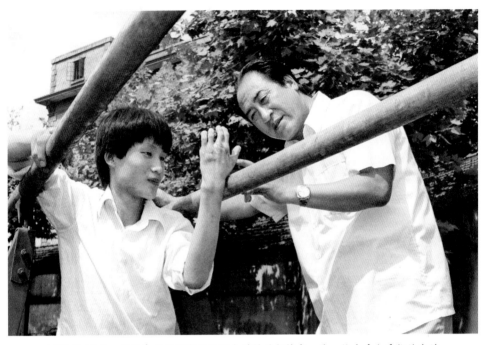

1985 年 12 月，于仲嘉应用游离足趾组合移植的新技术，为一位左手全手指缺失的青年农民董勤亮，一次手术同时再造五个手指，术后功能恢复良好

留和恢复了肢体的功能，取得了令人鼓舞的治疗效果，给病人带来了希望和幸福。[1]

1986 年，游离组织组合移植术又顺利通过专家技术鉴定，被誉为"显微修复外科的新发展""具有国际先进水平"。1987 年，"游离组织组合移植术"获卫生部科技进步奖一等奖、上海市科技进步奖二等奖，1988 年再获国家科技进步奖三等奖，同年，于仲嘉被聘为国际外科学会会员。

及至 1989 年，尽管骨科日常工作十分繁忙，但医护人员还是挤出时间进行新技术、新疗法的研究。在于仲嘉主持下，骨科成功地进行了二次游离组织的组合移植手术，此为学界第一例，还开展了双侧游离背阔肌皮瓣

[1]《于仲嘉同志事迹介绍》，1987 年，上海市第六人民医院档案馆藏，WS.1.1987-022-31。

和带血骨、游离腓骨组合移植术修复小腿大面积软组织缺损和胫骨缺损的研究，突破了过去临床上只能进行两个有独立血管蒂的游离组织的组合移植术的局限。[1]

在 20 世纪 80—90 年代，六院骨科专业成绩的获得并非凭空而来，它离不开领军人物的带动和推进，也离不开全体骨科人员攻克医学难关的决心。从新技术的临床应用中再次发现医疗问题，在前人研究的基础上根据医学知识积极思考、勇于创新，进行大量动物实验，在手术实例的操作过程中胆大心细，科研成果的大批涌现背后是骨科全体医护人员付出的艰辛努力。科研创新是提高医疗质量、优化医疗服务的根本途径，出于对大量因技术所限、病痛无法根治的病人的拳拳同理心，六院骨科持续攻克医学难关，扩大在四肢显微外科和创伤外科领域里的优势地位，致力于为更多病人提供治病良方。

3. 教学工作

自 20 世纪六七十年代以来，六院骨科在四肢显微外科和创伤外科两大领域的优势地位逐渐显现，在 20 世纪 80—90 年代，骨科的专业实力愈发雄厚，业界对其科研成就有目共睹，社会各界对其多有赞誉。但一枝独秀、一时之功无法长久，所以，教育、培养、国际交流一直是科室关心的重点。一方面，科学无国界，骨科致力于显微外科和骨科技术和知识的普及与传播，自断肢再植成功以后，业内对到六院学习和交流等事宜尤为热心。另一方面，继往开来，承前启后向来是骨科持续发展的不二法门，已有的经验说明，技术的传承赋予了骨科精深科研的原初动力。六院骨科重视内部

---

[1]《骨科 89 年度年终小结》，1990 年 1 月 4 日，上海市第六人民医院档案馆藏，1989-B-041-1。

医生职能的训练与培养，有效的培养计划和医学实践有益于六院骨科学科地位的长期领先。

3.1 学位教育与继续教育

六院骨科在接连取得"断肢再植""再造手"等极具突破性的成就后，深知自身在行业、在社会所肩负的巨大责任，科室对国内同道敞开大门，接受来自全国各地的进修医生。自1981年开始，六院每年举办全国骨科、显微外科进修班，由本院或外院聘请的各级专家授课，同时进行大鼠显微血管吻合技术操作培训，把专业知识的教育当作进修的岗前培训，效果极好。1981年3月25日，据沪卫医教（81）第8号文及卫生部医学教育局意见，上海市卫生局同意举办全国第一期骨科显微外科进修班，由六院主办，新华医院、市第九人民医院协办，于1981年6月1日开学。从数据统计上来看，在1981年骨科初步建立的培养机制中，共计有外国留学生2名，美国1名，芬兰1名，全国及上海显微外科学习班医生40名，全国及上海进修医生38名，二医及中级学院学生42名，本科脱产学习、外文及专业提高共9名，其他2名，自学报考研究生2名。并且，骨科全年共办进修等讲课20次，为培养护师讲课4次，共接待全国各地及上海各种代表团约三十批，人数约一百人次。[1]

1983年，骨科接受中央卫生部的委托，举办了全国第一届"再造手"科研成果推广学习班，有关人员认真编写教材，积极筹备尸体和实验动物，争取兄弟单位提供充足的显微镜和显微器械。各任课老师认真备课、讲课，采取理论联系实际、临床与实验相结合的教学方法，学员们在短时间内，

---

[1]《骨科81年工作小结》，1981年，上海市第六人民医院档案馆藏，WS.1.1981-014-21。

基础理论和基本操作取得较大收获，回到单位可独立开展工作。学员们对学习班作了高度评价。1983年度，骨科还接受来自全国各地的进修医生15名，较好地完成了培训任务，科室骨干还担任上海第二医学院学生的教学工作，在全国统考中，成绩名列前茅。同时，骨科先后接待国内兄弟省市单位的代表参观、交派20多批，针对显微外科工作的经验交流和技术普及收到了良好效果。[1]

1984年，骨科对外交流和对内培训两手并重，一方面，在完成繁忙的医疗业务的同时，接待了数十批外宾的来访。接受卫生部的委托，组织和举办了第二届全国四肢显微外科学习班，向国内同道介绍和推广了骨科的科研成果。另一方面，于仲嘉获准为上海第二医科大学硕士研究生指导教师。对于各级医生的业务培养，骨科强调基本功训练，每周一次大查房。在此过程中，骨科主任检查和指导科室工作，讲授理论知识和进行学术讨论，结合各个具体病例，深入浅出地进行讨论、比较和讲解，举一反三，事半功倍。

1987年，骨科被国家教委遴选为硕士点。曾于当年赴六院骨科进修的张寿医生回忆道："在以后的日子里，我就跟在导师身边，参加查房、病例讨论，看术中示教、术后处置……"于仲嘉用其事必躬亲、踏实肯干的学术态度以身作则，"全国各地凡来院求医的各种类型的病例，于老都认真查看，对难度较大的病例都亲自上台做手术"。进修结束后，作为学生的张寿带着于仲嘉的教诲和传授的知识回到家乡，"一种无形的力量时时在鼓舞鞭策着我去钻研、拼搏，我以导师为楷模，不辞辛苦地埋头于钻研技术，先后开展了含拇甲瓣拇指再造术，多指离断再植及再造术，桥式皮瓣修复术，

[1]《骨科先进集体事迹》，1984年，上海市第六人民医院档案馆藏，WS.1.1984-002-8。

背阔肌皮瓣游离移植修复四肢软组织缺损等新技术，先后完成省级科研项目三项，获省卫生厅科技进步二等奖两项，三等奖四项……"[1]由此可见，六院骨科全体医生导师所追求的不仅是科室自身的独立发展、科内人员的专职培养，更心系全国各地医疗卫生服务人员的技能培训与技术发扬。也正是这样一种无私的教育、分享精神，让六院骨科得以在医学界站稳脚跟，获得业界同行及患者广泛的支持与欢迎。

1989年，六院深知，加速人才培养是提高医疗质量、发展医学科学的重要保证，面临即将承担现代化医院的医疗任务，人才培养更是当务之急，因此，人才培养成为六院当年工作的重点。在这一影响下，骨科积极践行院系方针，培养了兄弟省市进修生四十余名，带教实习学生一百二十余名，为祖国医学事业后继有人、为使中国的先进医疗技术享誉国际作贡献。[2]在对本科各级医生的培养上，采取岗位责任培养制及专业培养制，使每位医生在骨科专业方面有较全面的发展，而在创伤、矫形等分支专业方面有一技之长，为骨科的兴旺发达打下扎实基础。

3.2 对外交流

六院骨科在20世纪60—70年代即凭借着出色的"断肢再植"技术获得国内外同行的认可与称赞。我国断肢再植病例多、效果好，并兼有多项特殊经验，如断肢移位再植、上肢低度恶性肿瘤节段截除后的再植、再植术后应用高压氧治疗等，均为他国所未有，据此，六院骨科得以成为可供其他国家学习和借鉴的榜样。

---

[1] 何黄彪、林发雄主编：《造手大师》，科学出版社1995年版，第71页。

[2] 上海市地方志编纂委员会：《上海市第六人民医院志》，第12—13页。《骨科89年度年终小结》，1990年1月4日，上海市第六人民医院档案馆藏，1989-B-041-1。

直至 20 世纪 80 年代，于仲嘉的"再造手"技术成功实践，吸引了许多别国的专家、权威和政府官员接踵而来，先睹为快，记者们争抢镜头和新闻，蜂拥而上，大家将其称誉为"medical first"（医学第一）和"China hand"（中国手）。中国人又一次登上世界医学高峰，显示了自己的智慧和力量。技术的领先，加之此时改革开放正在如火如荼地进行，医学的国际化更为深刻地体现在国内外的业界交流上。1981 年 2 月 23 日，为满足国际友人的要求，增进与世界各国同行的友谊和技术对话，上海市卫生局要求六院利用全国骨科进修班间隙，每年坚持举办两期断肢再植及显微外科进修班，每期学习时间为一个月。截至 1990 年年底，骨科先后为美国、意大利、芬兰、泰国、菲律宾、巴西、墨西哥等国培训 32 名医生。[1]

于仲嘉再造手的成功，实属国际医学界上一个重大的创举，给全世界千千万万的伤残者带来了巨大的福音。据统计，1981 年，主任及主任医生外出讲课共 4 次，远赴国外（加拿大、澳大利亚）的国际学术讲座两次；骨科全年共接待外宾 65 批，379 人次，特别是美国纽约两批人数多、影响大。[2] 1982 年 8 月 30 日，第七届国际显微外科会议在法国里昂召开，有来自六十多个国家的专家、学者出席，于仲嘉接到卫生部通知，前往与会。但由于有关部门未与大会事先联系，于仲嘉的论文非但未能列入发言的议程，他甚至连会场都难以进入。经过和会务人员费尽口舌的商讨、候补发言机会的失去、发言时间有限而讲解内容庞杂等种种挑战与波折，于仲嘉终于获得了 15 分钟的发言权。他回忆道："我一接到通知，便以百米赛跑

［1］ 上海市地方志编纂委员会：《上海市第六人民医院志》，上海科学技术文献出版社 2021 年版，第 223 页。

［2］《骨科 81 年工作小结》，1981 年，上海市第六人民医院档案馆藏，WS.1.1981-014-21。

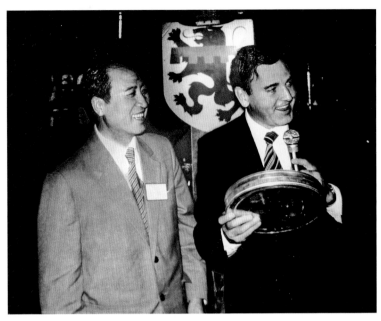

1982年，法国里昂第七届显微外科会议，《再造手》获首奖影片

的速度，冲向放映间递交拷贝，又迅速地走上讲坛，插好幻灯片，连大气也没敢喘一口，就赶紧讲解起来……"功夫不负有心人，于仲嘉依靠过硬的技术能力与扎实的医学修养打动了执行主席，"幻灯和报告进行了整整35分钟，台下一片寂静。突然，雷鸣般的掌声爆发了，掌声中，一位德高望重的老评委站起来，前排所有的评委都站了起来，掌声那么热烈，那么经久不息"。[1]与此同时，影片《再造手》也以绝对的优势送进了评审委员会放映，并获得了大会唯一的首奖。评委们的一致意见是"一新四好"，即内容新、技术好、医护好、理疗锻炼好、功能恢复好。外国的报纸、杂志纷纷予以报道和评论，高度赞扬再造手，将其称誉为"中国手"。

成功意味着更大的责任，六院骨科的全体人员时刻铭记自身的使命与担当，他们致力于与更多的行业精英互相交流，为世界范围内更多的患者

[1] 何黄彪、林发雄主编：《造手大师》，科学出版社1995年版，第11页。

解除痛苦。1982年后，于仲嘉以访问学者的身份，一次次飞往欧洲、美洲、亚洲的许多国家讲学，广泛传授再造手的先进技术经验，并先后为美国、加拿大、埃及、坦桑尼亚、意大利、苏丹等国家培训了一批又一批的显微外科医生，国内外的参观访问者络绎不绝。1983年，骨科先后接待外宾31人次，显微外科领域的各项成绩给外宾留下深刻印象，增进了各国人民之间的友谊。[1]1984年，骨科对外交流和对内培训两手并重，在完成繁忙的医疗业务的同时，接待了数十批外宾的来访，迎接了泰国显微外科考察组，向国外同道介绍和推广了骨科的科研成果。[2]1985年，于仲嘉的再造手发明技术成果不仅在日本的世界博览会上展出陈列，还在我国香港1987年举办的发明展览会上有所呈现。同年，于仲嘉被接纳为国际外科协会会员，并数次应邀出席国际学术会议，报告研究成果，中国的四肢显微外科越来越为国际同行所了解、认可和赞誉。[3]

20世纪80年代至90年代，六院骨科"再造手"的成功极大地提升了中华民族科学技术的水平，它帮助祖国在世界舞台上赢得了尊重和荣誉，而这份技术领先的国际认证也带给了六院骨科更多病人的呼唤，更赋予了骨科团队持续攀登科学高峰的底气与信心。

4. 科室文化

4.1 探索实践，技术利民

20世纪80年代至90年代，"解放思想，实事求是"是鲜明的时代口

---

[1]《骨科先进集体事迹》，1984年，上海市第六人民医院档案馆藏，WS.1.1984-002-8。

[2]《骨科1984年度先进事迹》，1985年1月5日，上海市第六人民医院档案馆藏，WS.1.1985-003-16。

[3] 肖飞主编：《生命的守护者——医学大家（一）》，复旦大学出版社2013年版，第225—240页。

号，此时，改革开放正式起步，经过艰苦摸索，社会主义现代化建设目标的确立使广大民众都积极踊跃地参与到经济建设的浪潮当中，对发展生产力的强调激发了人民建设祖国的热情与活力，国门的打开让各行各业都拥有了国际化的视野。挣脱思想束缚，放开手脚，通过社会实践一展抱负是时人心中的普遍期望。从基于本土制度优越性的经验性医学转向与国际接轨、遵循全球化标准的专业性医学，"立足实践，锐意进取；注重实效，不断创新；精深专业能力，服务广大人民"是当时六院骨科鲜明的科室思想文化。他们深知，在中国医学水平总体相对落后于发达国家的前提下，只有在医学专业技术领域仔细钻研，推进科学发展，才能为病患提供更好的医学服务，才能在世界医学场域中赢得话语权，获得立身之本。因此，认真科研、创新技术是六院骨科回应民众需求、谋求自我发展的第一要旨。

无论是开展日常的医疗业务，还是从事科研工作，骨科全体医护坚持亲身实践，从无例外。以学科带头人于仲嘉为例，他思路敏捷，学术思想活跃，富有创新精神，敢于向前人挑战，做前人没有做过的事，为了寻找解除病人疾苦的方法，不怕担风险，善于开新路，年年搞科研，样样出成果，"手或全手指缺失的再造技术""桥式交叉吻合血管游离组织移植术""游离组合组织移植术"屡次获得奖励表彰。在种种课题成就的背后，是于仲嘉及其团队不眠不休的彻夜努力。在围绕双手再造案例的研究过程中，何鹤皋、汤成华等时常深夜前往于仲嘉的家里，白天的忙碌过后，几位医生仍兴致勃勃地围绕着"手的再造"课题提出各自的设想，肯定、否定、否定之否定，这是关乎科学的争论。纵使年龄有差别、资历有深浅，可是谁也不会将这些差异挂在心上，科学上只承认真理，一切都以底蕴的澄清为目的。

"科学的道路永远没有尽头"，但"人民的需要"是骨科全员精进医术、钻研科学的清晰目标："一个医生的崇高职责，不就是为人民解除痛苦，变不治之症为可治之症，给他们带来幸福吗？"[1]为让"再造手"的方案设计具备更高的可行性，减少农村青年高天社经受的痛苦，术前于仲嘉一头扎进动物房、病理室，反复进行病理解剖和模拟实验；经过术后两三年的观察期，为弥补金属骨架设计时的松动欠缺，不影响病人的远期功能，团队又提出在金属骨架掌骨前端的中间增设环状支点，再次实验后，医生们选择彻底丢弃金属骨架，将其替换为病员自身的髂骨，做成灵巧的真掌骨，有效防止异物留在人体的副作用。随着"再造手"的成功，越来越多的信件从四面八方涌入科室，寄托着病人对生命的呼喊，许多同病相怜的人寻求着改变自己命运的力量，他们无不虔诚地祈求着自己能获得更理想的再造手。人民的需要既是压力，亦是动力。如何进行双手再造？如何实现全手指再造？如何解决肢体再造和修复过程中血管和游离组织无法完全配合的难题？如何让患者在重获双手工作能力的同时正常生活？于仲嘉及其团队所研究的课题往往是在临床实践中发现的，是病人最需要解决的难处。"自己拼命搞设想，练技术，冒风险，做手术，不是心里只装着那些伤病员吗？不是只想着要早点解除他们的痛苦，早点让他们能跟自己一样自由自在地生活，健全愉快地劳动吗？"[2]也正是出于对病患的了解和关心，20世纪80年代末，骨科开创急诊复合组织移植及外固定骨支架、特殊规格内固定机械的研制，研究设计和制造了单侧多功能外固定支架，在临床应用上获得满意效果，成为国家科委和中央卫生部在全国的重点推广项目。

毋庸置疑，骨科医生们始终把病人的利益放在首位，一切为方便病人出发，问题的发现、猜想的提出、实践的检验，于仲嘉及其团队稳扎稳打，

[1]　何黄彪、林发雄主编：《造手大师》，科学出版社1995年版，第18页。
[2]　同上书，第8页。

一步一个脚印，在一个个的病例治疗过程中规划设想、解决问题、开展手术，最终不仅夯实了自身的专业基础，创新技术，专精科研，还让患者重获正常劳动工作的能力，重拾幸福生活的信心。

4.2 崇高医德，上下同心

当然，医术能力的高超、专业技术的精益求精并不是六院骨科饱受人民好评的唯一原因，高尚的医德作风、全心全意为人民服务的人道主义关怀精神才是六院骨科欣欣向荣的根源动力。20世纪80年代，就有外科医生将医院所提倡的医德教育内容囊括为"钻研业务、精益求精；忠于职守、救死扶伤；作风正派、正直廉洁；语言恳切、尊重患者；团结同行、互动互学"。[1]骨科全体人员时刻将这一道德准则铭记在心，严格要求自我。

首先，骨科全体医护人员积极性的调动离不开领导人物的榜样表率作用。科室领导带头钻研技术，在科室里就形成一股良好的学习风气，团结一致，求同存异，从大处着眼，不计较细节，有令则行，有禁则止，步调一致，效率提升，齐心协力把科室建设成文明单位。举例而言，作为科室主任，于仲嘉不参加人们认为有利可图的专家门诊，而坚持参加义务主任门诊，平常的会诊更是有求必应，尽管自己学有见地，在学术界有很高威望，但他还是婉言谢绝有关单位聘他当技术顾问的邀请，要是兄弟医院请求会诊，他则是有求必应，甚至风尘仆仆地到外地帮助工作，救治伤病员。于仲嘉本人虽已年过半百，心脏还有病痛，但他仍常年坚持在第一线为病人服务。面对病人的治疗效果关系重大的手术，操作复杂，技术要求高，

---

[1]《王荣昇稿件》，1987年4月，上海市第六人民医院档案馆藏，WS.5.1987-001-9-002。

他总是亲自上台，自始至终，一丝不苟。随着显微外科技术的发展，手术越做越难、越复杂，一次手术往往得花六至八个小时，但他在手术台上总是精力充沛、小心谨慎。34 例再造手、20 例桥式交叉吻合血管游离组织移植术、17 例游离组织组合移植术，这些世界尖端的手术都是他主刀完成的，长时间的手术使他静脉曲张的左眼肿得发亮，但他从来不吭一声。[1]于仲嘉以自己的实际行动感染和带动了集体，全体同志任劳任怨，完成大量的临床治疗任务。

但更为重要的是，科室严谨治学与真诚待人的风气形成并非一人之功，全体骨科人员都主动参与到科室的建设之中。团结协作，携手共进是骨科队伍壮大的灵魂。每一台手术、每一项科研成果、每一位病患背后都有着整个科室提供的力量支撑，闻道有先后，术业有专攻，显微外科、创伤外科、关节外科、脊柱外科等等，各分支专业的医护人员为骨科全面化的发展作出贡献。总体来看，在 1980—1989 年间，科室人员积极努力地工作，完成了大量的显微外科手术，在技术上有了新的突破，断肢、断手指再植成功率显著提高，并开展了新、大、难的手术，如双手再造、桥式交叉游离皮瓣移植、拇趾游离皮甲瓣再造拇指等，均达到和超过了国际水平，受到国内外专家的好评。

一方面，在基层党组织的引领下，骨科全体人员统一思想，整顿作风，加强纪律，党员密切联系群众，群众信任、监督党员。在 1983 年的《骨科先进集体事迹》中就有提及，骨科曾出现同事间关系紧张的情况，常因排班、床位、病种等具体问题争论不休，为一点小事而产生矛盾。科内不团

---

[1]《于仲嘉同志事迹介绍》，1987 年，上海市第六人民医院档案馆藏，WS.1.1987-022-31。《于仲嘉同志事迹》，1986 年 5 月，上海市第六人民医院档案馆藏，WS.1.1986-003-18。

结的现象对工作带来了一定影响。[1] 然而此后，通过党组织活动的开展，党员对科内存在的不团结现象进行了分析，作了深刻的自我批评。党员科主任带头与相关人员谈心、交心、亮思想、亮观点，在工作上给予科室人员充分的信任。党员关心科室群众，在工作中抢挑重担，吃苦在前，以实际行动影响周围的伙伴。由此，骨科同事间的关系日益融洽，各级医务人员的积极性有所提高。群众为了支持党员，主动多做工作，毫无怨言。骨科党员医生约占全科医生的三分之一，在党员参加党组织活动时，党员的门急诊、病房、手术等工作由群众全力承担。在大家的共同努力下，科室各项工作都取得了显著的成效。

另一方面，师承关系是营造科室风气的良好纽带。于仲嘉作为科室主任，尤其在技术层面上对下属严格要求，他认为每一个治疗细节都直接关切到病人的利益，丝毫马虎不得。无论查房，还是读片，一旦发现欠妥之处，一律提出严厉批评。即使有人感到无所适从，他也不因此而降低要求。在医学技术领域，他还善于发掘人才，对其加以培养。何鹤皋、唐仁忠、唐一声、王永刚、眭述平、曾炳芳、王桂英、姜佩珠等医生曾联名写作《我们的老师——于仲嘉教授》一文，于仲嘉作为一名杰出的显微外科专家，"一贯主张要加强青年学生的基本理论，基本操作，基本知识的训练和教育，他经常教导青年医生要重视病人的主诉，对病人要极端热忱和负责，要善于独立思考，不要迷信书本和前人的经验，要在实践中不断认识自己，敢于面对临床上的难题，不断提高自己的观察和思维能力"。[2] 在曾炳芳的个人回忆录中也举例言明，当他对于仲嘉在肢体组织缺损的显微外

---

[1]《骨科先进集体事迹》，1984 年，上海市第六人民医院档案馆藏，WS.1.1984-002-8。

[2] 何黄彪、林发雄主编：《造手大师》，科学出版社 1995 年版，第 73—74 页。

科修复技术和临床实践有了基本的了解后，于主任便让其从最新的技术入手，基于组合移植的系列技术和实践，用英文写成题为《游离组织组合移植》（*Combined transplantation of free tissues*）的论文，投寄到《美国整形与重建外科杂志》上发表；《全手指缺失全手指再造》和《双侧背阔肌肌皮瓣组合移植修复儿童下肢大面积软组织缺损》也是这样写成发表于《美国手外科杂志》和《重建显微外科杂志》上。[1] 虚心请教、论文指导、同台手术、课题举荐，于仲嘉从不吝于给后辈提供机会，更是大度地将核心技术给予分享和传承。在他的言传身教下，六院骨科已培养出一支能解决临床难题并具有相当科研能力的技术队伍。尽管日常医疗工作繁忙，但科室全体人员的研修丝毫没有落下，大家在努力完成医教研任务的前提下，坚持每周一次的业务学习，挤出时间来进行新技术、新疗法的研究，并邀请兄弟科室来讲述有关骨科诊治技术的新进展。以曾炳芳为首的后辈医生在继承前人经验的基础上，不懈努力，推进六院骨科建设的持续发展。

此外，骨科作为一个整体，时常与其他科室协作，提高抢救复合伤病人的成功率，以病人为先，骨科展现出良好的合作意识与高超的技术能力。一次有名严重骨盆骨折、创伤性失血性休克病人，在泌尿科未确定尿道有否损伤的情况下，骨科主动收住院，积极抢救治疗，并会同泌尿科医生继续检查明确诊断。直到确定膀胱破裂，泌尿科医生作了修补术，在病人转至泌尿科病房后，骨科继续主动上门治疗，病人终于转危为安。另一名头部、面部和手部多处刀砍伤病人，并伴有右腿离断。病员因大量出血，处于休克状态，骨科配合外科作了输血、补液、缝合伤口，待血压平稳后，成功地作了断肢再植手术，受到家属好评。另一例病员，由高处坠下，左

---

[1]　曾炳芳：《曾炳芳教授从医从教 50 年纪念册》，上海交通大学附属第六人民医院 2020 年，第 6—7 页。

胸腰部外伤，病员挂了骨科号，骨科医生发现病人面色苍白，脉搏摸不到，血压量不出，估计有腹腔出血的可能，但没有骨科相关的伤情，就主动请外科医生一道抢救，并配合外科做好各项抢救和术前准备工作，使病员接受了脾切除术，受到急诊室和外科的好评，赞颂骨科风格高，一切为了病人，分科不分家。[1]

4.3 再塑生命，报效祖国

作为医生，恪尽职守、精益求精，将心比心、关爱病人，自然是最本初、最由衷的精神动力。但在 20 世纪 80—90 年代，从骨科医生精心治愈肢体残缺病患的种种案例中，却能窥见医生们更高层次的不灭信仰：重塑病人的生命价值、焕发祖国的医学荣光。

1978 年后，国家迎来了发展的转折点，百废待兴，现代化建设需要更多民众的积极参与。而那些在生活中失去了双手的病人，大多是些既平凡而又不凡的普通劳动者，曾用自己的双手为社会作出过不少的贡献，但如今他们不能再用双手来为社会创造财富，甚至连生活都不能自理。没有人比骨科医生更明白双手再造的劳动价值、社会价值乃至生命价值，他们所收到的无数信件中充满了悲怆的恳求和哭诉："如果说世间生离死别苦，依我看，失去双手生活更凄凉，假如有可能，我愿把自己的双手换成孩子的双手，孩子的生活才开头啊……"[2] 在病患群体中，尤其是身强力壮的年轻人，假若失去了双手，大多意味着他们的生活信心会一并流失。因水库爆破失去双手的青年高天社在向医生诉说的过程中泪水直流，他也曾扛着

---

[1]《骨科 1984 年度先进事迹》，1985 年 1 月 5 日，上海市第六人民医院档案馆藏，WS.1.1985-003-16。

[2] 何黄彪、林发雄主编：《造手大师》，科学出版社 1995 年版，第 17 页。

重物健步如飞，还写得一手好字，但如今的他眼睁睁地看着水库建成、庄稼成熟、厂房盖好，多想出一把力，干个痛快，却一次又一次地被无情的现实折磨，"于医生，我苦哇！四年前双手断掉了。虽然装过假手，可冬天冷、夏天热，用处不大，又常常坏。我生活不能自理，吃饭靠别人喂。如果这样下去，我还不如……"[1]韩小玲本是一名英姿飒爽的女民兵，活跃在演兵场上，一次不幸的爆炸夺取了她的双手。她通过阅读《钢铁是怎样炼成的》来勉励自己，她向医生恳求道，"我喜欢和孩子在一起，喜欢写东西，给我一双手吧，将来，我别的不能做，可以为孩子写点东西"。[2]还有不少父母带着因故致残的孩子四处求医，向医生哭泣哀告，担忧孩子未来的漫漫人生路，试图避免孩子被迫截肢的厄运。

正是因为深知双手的有无关系着个人生命价值的实现与否，于仲嘉及其团队才会更加费心钻研疑难杂症，创造出肢体修复与再造的医学奇迹。当25岁的高天社写出"我要用再造手努力为党工作"，熟练运用新手点烟、握杯子、吃饭、下棋和写信时；当韩小玲欢喜地成为幼儿园教师，与天真活泼的孩子们待在一起时；当年幼孩童重获行走能力，与健康的同学一样在学校读书时；他们的人生得以重塑，他们得以通过劳动来为社会创造价值，并进而寻找自己人生幸福的旨趣。

随着六院骨科致力于帮助大批病患重获社会价值，它对国家建设所具有的特殊意义也随之浮现，其精湛的医学技艺与创新的发明成果不仅让病人们重新拥有了劳动、改造社会的能力，更为祖国在国际医学界赢得了尊重和认可。1985年的《人民日报》上刊登了文章《"于氏手"——"中国手"》，其中便记载了于仲嘉远赴第七届国际显微外科会议介绍我国先进科

[1] 何黄彪、林发雄主编：《造手大师》，科学出版社1995年版，第15页。
[2] 同上书，第9—10页。

研成果的波折经历，"只要他的成果在世界讲坛上宣读，大会就会对中国人另眼相看"。[1]于仲嘉意识到这是另一种形式的战斗，他认为既然去了就要发言，既然讲话就要有"真材实料"，要有能代表中华民族、社会主义祖国的新成果。在有限的准备期间，他埋头整理了数万字的资料和临床经验，把它们总结成为论文，绘制幻灯片。到达会场后，为了祖国的尊严，于仲嘉咬牙坚持，四处打听，终于成功地在会议上宣讲论文、播放彩色录像片，赢得了大会的唯一首奖。自此之后，六院骨科始终以世界领先的高标准来要求自己，科室与国外以及国内其他区域的医疗交流显著增多，参与国际性的学术会议、进行科研论文报告及录像展映、多次开设断肢再植和显微外科的进修班、培养大批技术人员的专业知识能力、扶持兄弟医院的医疗业务……在全球化进程的推动下，骨科抓住机遇，扬长避短，借鉴他国的相关经验，同时注重巩固自己在国际上占优势的专业地位，从爱国立场出发，于仲嘉严格要求下属在涉外行动中坚定执行纪律，譬如应邀出席意大利创伤与矫形协会第十届年会时，报告科学论文且播放显微外科新成就的技术录像片时，拒绝媒体的转录请求。骨科全体人员始终记得，向着科学高峰的一次次进发是为了更好地服务广大人民、更好地建设新时代的祖国。

承前启后，继往开来，20世纪80—90年代的六院骨科继承了前人敢想、敢说、敢做的"三敢"精神和严肃性、严格性、严密性的"三严"精神，所谓"上医医国，中医医人，下医医病"，在新时代的号角吹响之际，骨科全体人员突破自我，积极改革，心怀全局，病人至上，为21世纪六院骨科医疗专业化的全面转型奠定基础，为中国特色社会主义现代化建设的伟大开篇作出贡献。

---

[1] 何黄彪、林发雄主编：《造手大师》，科学出版社1995年版，第22页。

第四部分

1990—2004

经历了 20 世纪 70 年代至 80 年代的过渡和整顿期，六院步入了稳定发展的阶段，结合中央深化改革的精神与上海市内优化医疗资源配置的市场要求，逐渐确立了优势特色专业技术鲜明的大型综合性医院的定位。为了兼顾医院发展方向的"全"与"专"并进，一方面要满足人民群众和市场环境日益增长的"量"的需求，扩大整体规模，增强收治能力；另一方面经济增长与社会变革也对包括医疗在内的各个领域的发展提出"质"的需求，提升业务水平，追求技术突破。

要在新的工作变化中取得"质"与"量"这组矛盾当中的平衡点，旧有的管理模式亟须变革以符合医院及各部门实际运营状况，原有的科研与技术优势也更需进一步巩固。因此，在市场竞争激烈的 20 世纪 90 年代，六院人始终坚持求变、求新、求进的工作态度，以科室组织改革为抓手紧跟时代脉搏，尽力为社会提供优质、专业、充分的医疗服务。作为特色科室的骨科，也围绕科室与亚学科建设这根时代主轴，在过去成就的基础上更进一步。

1. 建制沿革

1.1 临床诊疗设施与制度

1989 年，六院骨科再次聘任于仲嘉为科室主任，汤成华、何鹤皋、曾炳芳为副主任。[1] 由主任负责科室全面领导和全盘安排各项业务工作；副

---

[1] 自 1984 年实施聘任制度以来，于仲嘉先后两度被骨科聘任为科室主任，三位副主任的人选也同为岗位经验丰富的上一任副主任。科室领导的连续聘任表明，科室内部已经建立了稳定的领导体系，有利于长期工作的开展。

主任之间则明确进行分工，分别负责医疗、教育和日常工作的处理；另由住院总医师协助处理日常工作和院内会诊。根据技术发展和病种特点的不同，同时也为了加强对病房的管理，也为了提高医疗、教学和科研的水平，骨科将病房的医护人员分为5个组，分别是显微外科组、手外科组、骨病组和2个创伤组。[1]科室在此阶段已经形成了较完善且专业化的管理与组织架构。

在此基础上，科室还建立了规范的诊疗工作制度。常规门诊工作由专门的小组负责，组长由1名主治医师担任，组员包括2名住院医师和2名进修医师。此外，每天有1名副主任医师参加半天门诊，每周有5人次由副主任医师参加专家门诊，主任医师每周须参加半天的疑难门诊。急诊分为日夜两班，由病房的5个医师组轮流值班。于仲嘉也不顾自己年事已高，在日常医、教、研任务之外还坚持每周参加门诊，并且亲自主持对各类多发病、常见病、疑难病的诊治，广受病人与家属称赞。仅1989年，骨科接待门诊数就高达75281人次，急诊数高达15463人次。

住院病房方面，骨科也实行了周密的管理制度。病房每天早、晚各进行1次交接班，晨间交班时，值班医师和护士向科室报告病人情况，同时对过去24小时内接诊的急诊病人情况进行全科室的审核和讨论，重点关注危重病人情况，重点解决疑难病例，务使急诊病人得到妥善处理。晚间交班时，由住院总医师带领住院医师巡视病房，重点了解危重病人情况，做好病情记录工作。为保证医疗质量，科室还实行严格的三级查房制度。每周由主任于仲嘉进行两次总查房，每次查验全科半数以上的病床，着重关注疑难病例，审查复杂病例的诊疗方案、决定重大手术和特殊检查的施行，

---

[1]《骨科1989年度年终小结》，1990年，上海市第六人民医院档案馆藏，1989-B-041-1。

还要进行进修医师和实习医师的带教。此外，各副主任医师每周查房两次、主治医师每天查房一次，对病人进行跟踪诊断，系统地查看本组的病人的医疗执行情况、治疗效果，决定是否出院或转诊联合病房，同时核验病史书写并进行必要的带教工作。住院医师每天查房两次，认真巡视分管的病人，检查和分析化验报告，询问并倾听病人的要求与意见，给予病人必要的临时医疗帮助，做好病程记录。[1]

更加专业化的组织队伍、更加规范化的管理制度确保了诊疗的质量，加上科室在国内外享有的盛誉，全国各地的大批病人前来就诊。就诊病人数的迅速增加使得病房本就面临着的较为严峻的少员、少床、少设备问题更为突出。面对不断增加的工作量，科室全体同志既坚守着"全心全意为病人服务"的信念，因而从不推诿病人的就诊需求；又考虑到医疗资源的紧张与宝贵，故不向医院索求额外的人力物力支援。在既不增加医院开支也不增加工作人员的情况下，仅通过全体医护的协同合作、辛勤劳动，就增设了固定病床 10 张、流动病床 3—4 张，将全科、全院一盘棋的精神落实到日常工作。六院已经成为上海市实际上的创伤治疗中心和显微外科中心，也成为医院的危重病人抢救工作中的重要力量。

表 3　1989 年病房医疗工作情况统计表

床位数	收治数	治愈率	病床使用率	周转率	出入院诊断符合率
101	1380	84.62%	108.92%	13.68%	99.35%

1991 年，上海市第六人民医院依计划整体从北京西路 1400 弄 24 号旧址迁出，搬迁至宜山路 600 号，骨科也随院迁入新址。搬迁过程中，骨科积极配合院方的周密组织，顺利完成搬迁任务。如搬入新院址后的第一台

---

[1]《1989 年临床医疗工作总结》，1990 年，上海市第六人民医院档案馆藏，1989-
　　B-001-1。

手术——也是新成立的心外科的第一台手术，在院方高度重视下，由医务处组织协调、骨科和其他相关科室主任积极支持，手术最终顺利完成。

新医院的落成，得到了医疗、党政各方面领导的高度关心和重视。为祝贺新六院落成，时任中共中央总书记、原上海市委书记江泽民同志为六院亲题"文明行医、优质服务，为人民健康造福"，以示对六院既往工作的肯定、未来工作的期许。这幅字对全体六院人来说既是鼓舞也是鞭策，至今仍然勉励着每位在六院的医务人员。

新院址的落成、乔迁为医院各个科室提供了更新的硬件设施，但全新的环境也为科室带来了新的挑战，如新址的电梯、锅炉等设施尚不完善，水、电和医疗等相关新设备故障率高，这些困难都需要全体同志去适应、去克服。其中，最为紧要的还是科室人手短缺问题。

搬迁过后骨科病床数增加至129张，接收的病员数量也随之增多，使得原本就较为显著的少员问题更加突出。加之新医院相较旧医院场地扩大，各科室医疗力量更为分散，骨科又是需要频繁参与急诊门诊的科室，诊疗工作难度显著上升。此外，医院对联合病房管理制度进行了修订，并开始在原有制度基础上推行新的血及血制品管理制度、业务学习制度、医疗救护工作制度、医疗工作质量考核制度等一系列新的工作制度。这向科室提出了新的学习要求、工作任务。

面对新的任务，科室全体成员仍然坚持集体利益高于个人利益的信念，配合医院力争三级甲等的方针，投入具体工作当中去。同志们加班加点，狠抓病史书写、查房、病历讨论、业务学习等事务，积极自查并参与医务处主持的各科室互查，提升了业务水平与医疗质量。在骨科和各个兄弟科室的共同努力与合作之下，搬入新院址后医院的诊断符合率、治愈率都有所提高。医疗质量的提升不只是医院力争三级甲等的形势要求，也是全科、全院医护人员的职业要求，更是要落实"解除病人痛苦"这一从医愿望的根本要求。[1]

1992 年推行医院、科室二级负责制改革后，[2] 六院以科室为单位，就临床医疗事务制定了操作规章与考核办法，并完善了岗位责任制度，为医疗质量的提高提供了可操作的具体准则。尤其是在抢救工作方面，医务处推行了《常见的急性危重病症抢救成功标准》后，骨科成员迅速跟进，参与了标准的学习与培训，使得抢救工作更加规范化，提高了抢救工作的成功率。骨科全年抢救危重病人共计 94 例，其中 91 例抢救成功，发扬了救死扶伤的人道主义精神。医务处还拟定了正、副主任医师夜间急诊轮班制度，骨科及兄弟科室的共 25 名正、副主任医师参与了夜间急诊工作，保证了急诊的诊疗质量。除去被抽调至急诊夜班当值的各正、副主任医师外，骨科的其他成员同样积极地参与到急诊工作中去，仅 1992 当年急诊接待的骨科清创病例就高达 2974 例，平均每天近 9 例。骨科病房的任务也同样繁重，病床的全年平均使用率高达 106.47%、周转率高达 8.57%。超过百分之百的病房使用率，是建立在医护人员巨大工作量的基础上的。骨科病房的医护人员在科室以外还积极运用联合病房来接收病人，平均每天在联合病房住院的病人约 25 人次。联合病房的高负荷接诊，有效地缓解了医疗资源紧张导致的病人住院难问题，既是科室对工作效率的追求，也是科室对医护道德与责任的担当，尽力在有限条件下达成医疗资源的最佳配置。[3]

为了进一步解决长期存在的病房床位紧张的问题，医院、科室两级深

---

[1]《1991 年工作总结》，1992 年 2 月，上海市第六人民医院档案馆藏，1991-A-031-1。

[2] 关于医院、科室二级负责制改革，详见"科室责任制度改革"部分。

[3]《92 年医院工作报告》，1993 年 1 月，上海市第六人民医院档案馆藏，1992-A-039-1。

挖新院址的潜力，在地下室又开设了附加病房，开设达标的简易病床73张。附加病房运行状况良好，显著地分担了科室病房和联合病房的床位压力，仅在1994年刚开设的不到半年内就已经收治四百余名病人。同时，院方还针对性加强了联合病房的管理，指派专人专职负责联合病房的查房工作，保障医疗质量、提高运转效率。这些举措有效地缓解了骨科病人住院难的社会问题，也为医院创造了更多的经济效益。但是联合病房、地下病房以及科室专门病房等多个场所的医疗服务需求日增，工作量显著增加且场所更加分散，这对病房的医护人员都是更为艰巨的任务。[1]

病房工作日趋艰巨，门急诊的出诊工作量也逐年增长。仅仅是1992年、1993年这两年间，骨科仅急诊接待病人就累计达27915人次，每天约50到70人次。这样巨大的工作量不要说是在上海市内各医院的骨科中，即便在全国范围来看，也是极为罕见和难以承担的。然而依靠各位医护人员的勤勉，六院骨科还是尽力做到常年满负荷甚至超负荷接诊，分白、夜两班接待急诊病人，保证全天24小时都能做到对急诊病人"来者不拒、专人处理、随时接待"。

考虑到急诊工作的迫切与繁重程度，院方特意结合骨科等急诊关键科室的业务实际调整了管理制度，于1993年正式成立了专门的急诊科。鉴于前来急诊的病人受伤往往十分严重，包括各类复合伤、多发性骨折或脱位、大面积软组织缺损合并神经血管损伤等复杂伤情，急诊对骨科人员的业务能力要求较高。骨科为保证急诊质量，专门委派经验丰富的唐仁忠医生前往急诊科，担任副主任，负责急诊科的骨科伤病诊治工作。[2]此外，骨科自

---

[1] 《1992年临床工作总结》，1993年1月，上海市第六人民医院档案馆藏，1992-B-037-14。

[2] 唐仁忠是由老前辈于仲嘉亲自重点培养的优秀人才，曾经代表骨科前往大地震后的唐山进行救援，技术过硬、经验丰富，是创伤骨科方面的专家。

身急诊室的工作也专门指派了4名青年医生采取三班制轮值，确保急诊不脱人。六院与骨科对急诊工作的重点关注收效良好，切实提高了急诊医疗质量，尤其是严重创伤病人的抢救成功率在急诊科建立后大大提高。同时，这两年内骨科出、入院诊断符合率和手术前、后诊断符合率都达到99%以上，危重病人抢救成功率也高达97%，全都高出医院医疗技术质量考核标准，并且做到了两年内完全为0的医疗事故发生率，保障每位病人都得到了妥当的医疗服务。骨科也十分注重服务质量，采取的高密度轮值急诊班制缩短了病人的候诊时间，减少了病人的不满意，受到了急诊工作中医护人员和医院各级领导一致的认可和好评，上海市卫生局也将六院骨科评为1992—1993年度的先进集体。[1]

急诊科的设置迅速取得了成效，1994年急诊科救治危重病人达1525例，占到全院抢救总人数的97%，承担了全院绝大部分急诊急救工作，成为六院急诊工作中无可争议的核心科室。而为保证急诊工作的运转，骨科和内科、外科等各急诊中的关键科室，每晚5—9时都需另外安排主任医师参与加强值班。急诊工作如火如荼，日常门诊工作也不能放松。根据各科室强项与特色，医院在门诊方面也推行了新制度，增设了12个专题门诊。作为六院重点特色科室，骨科在落实特色门诊方面承担着排头兵的角色，承担着为其他科室探索前路的任务。为了突出特色门诊的专业性特色，医院和科室都鼓励开设专家门诊。身为骨科主任的于仲嘉、副主任曾炳芳都不顾辛劳，带头同时参与专家门诊和普通门诊，做到兼顾两端问诊工作。在科室领导的模范作用号召之下，医生们踊跃投身门诊工作，在保质保量完成普通门诊任务的前提下，骨科的特色门诊也颇具成效，在社会当中广

---

[1]《上海市卫生局先进集体六院骨科医生组先进材料》，1993年，上海市第六人民医院档案馆藏，1993-A-014-7。

受好评。医生们的辛劳取得了成就，也得到了认可，六院骨科医生组于1994年获得了上海市劳动模范的集体称号。[1]

2000年，根据八部委联合出台、国务院办公厅发布的《关于城镇医药卫生体制改革的指导意见》以及上海市卫生局下发的《上海市医疗机构联合重组的若干意见》等文件的调整方针，上海市第六人民医院分别与普陀区中心医院、金山区中心医院、奉贤县中心医院、上海市第八人民医院等签订联合共建医院协议，组建了"上海市第六人民医院联合共建医院"。[2]以新确立的共建医院关系为依托、以六院为核心医院，医疗技术向兄弟医院输出、流动，带动了其他医院的发展，促进了上海市内医疗水平的共同提高，带动了上海市内医疗资源的均衡发展，实现医疗资源在上海市域范围内更加合理的分配。骨科作为医院的特色与重点科室，在为各共建医院提供技术和人员支持上责无旁贷，主动承担上海市内的显微外科学、创伤骨科等优势技术的枢纽作用。在各个共建医院中，金山区中心医院由于毗邻交通要道，就近前来的事故伤员尤其多，对骨科的技术和人手需求也就尤其大。医疗同行需要助力、伤员病患需要救治，六院和骨科都绝无推脱。也正因此，金山区中心医院与六院骨科交流频繁，建立了最为紧密的联系。[3]

但对共建医院的帮扶无疑加大了科室内部工作的压力，虽然科室人才团队在不断地壮大，但是前来就诊的病人实在太多，科室在医院支持下不断增加床位和人员投入却仍旧十分繁忙。在将地下室附加病房常态化、正

---

[1]《医院1994年工作总结》，1995年1月，上海市第六人民医院档案馆藏，1994-A-026。

[2] 2005年，"联合共建医院"更名为"上海市第六人民医院医疗集团"。

[3] 金山区中心医院是金山区区域医疗中心之一，之后于2005年改组，成为上海市第六人民医院金山分院，尤以创伤骨科为医院特色专业，其骨科也连续多年被评估为金山区医疗系统的领先专业、重点学科。

规化为科室常规病房后，骨科床位至 2000 年已经增加到 304 张，分散在 5 个病区，这对提供医疗服务和进行病房管理都带来一定难度。但是为了保证医疗质量的生命线，科室宁愿多用人力物力，建立科室、病区、小组三级病房管理制度，在各个级别分别指派人手专管。由主任医师（或资深副主任医师）担任病区主任，青年副主任医师则通常担任小组长，各小组内再配备数名主治医师和多名住院医师，保证每张病床都有医师能顾及，每一级对上一级的管理负责，更加科学、清晰的管理制度有效提升了病房的运转效率与质量。[1]

到 2002 年时，骨科年接待门急诊人数已经高达 148049 人次，全年总计完成手术 8094 例，全科 305 张床位的使用率高达 107% 有余。面对着如此过载的繁重医疗需求，六院决定征用三产总公司建成的楼作为医院行政办公楼，而将原来的行政办公楼改建为北区病房，集中作为骨科病房使用，设床位 215 张。改造完成后，于 2003 年春，骨科病房整体迁入，自此之后的六院骨科住院病房规模稳居上海第一。但是相对于病患的人数而言，已有病床仍然不能满足使用需求，因此医院又对闲置的幼儿园进行改造，继续补充作为骨科病房。长期的扬汤止沸之举难以显著缓解骨科所面对的问题，故而医院决定行釜底抽薪之着，另行建设骨科专用的大楼。经上海市相关部门批准，六院决定对原特需病房进行扩建改造，将其转而建成基于六院骨科而设置的上海市创伤骨科临床医学中心的病房大楼。[2]

按照"十五"计划纲要的要求，上海市需要有重点、多层次地建设一批具有国际、国内领先水平的标志性医疗卫生机构，从而增强城市综合实

---

[1] 《2000 年外二支部工作总结》，2001 年，上海市第六人民医院档案馆藏，2000-B-006-2。

[2] 上海市创伤骨科临床医学中心的设置，见"亚学科体系的组建"一节。

力、适应上海作为中心城市的发展需要。为加紧建设满足人民群众健康所需的功能齐全、结构合理的卫生体系，上海市和卫生部门将六院"创伤骨科临床医学中心"建设计划列入市"十五"期间卫生基本建设项目。在新大楼奠基仪式上，除了六院的党政班子全体成员悉数出席外，时任上海市人民政府副秘书长薛沛建同志、上海市卫生局党委书记陈志荣同志、上海市卫生局副局长陈建平同志、上海交通大学党委书记王宗光同志等多位领导也都莅临现场并发表讲话，传达了上海市委市政府对六院骨科发展的重视。[1]

经过数年建设，病房大楼于2005年竣工验收，创伤骨科诊治中心病房正式启用。大楼共有地下一层地上十二层，总建筑面积达到15936平方米，科室构成上内设6个专业和9个亚学科，另加特需病房1个，总床位数达到401张。[2]结合实际诊疗工作的需要，又在大楼内开设了骨科专科护理门诊。此外，作为"共建医院"关系中的核心医院，六院还接受了上海市第八人民医院的骨科以及金山区中心医院、奉贤区中心医院整体的托管任务。骨科迅速做好对口部署，增派人手增设床位，妥善承接了托管责任。新大楼的建成，极大地增强了骨科的医疗承载能力的硬件空间极限，使得骨科作为六院的单个科室之外，还很好地发挥市级专业医疗中心的功能。

1.2 专业化管理制度

1.2.1 科室责任制度改革

随着经济结构的逐渐稳定和改革开放不断深入，20世纪90年代后的社

---

[1]《2005年大事记》，2005年12月，上海市第六人民医院档案馆藏，2005-A-40-1。

[2] 上海市地方志编纂委员会：《上海市第六人民医院志》，上海科学技术文献出版社2021年版，第218页。

会进入了新的转型期，而医疗卫生事业也进入了新的发展阶段。1992年，党的十四大明确指出，我国要建立社会主义市场经济体制，这标志着中国社会主义改革开放和现代化建设事业进入新的发展阶段。

在上海市卫生局的重点支持下，在医院党政各方面的正确领导下，刚刚搬迁新址提升了硬件设施水平的六院于1992年被列为改革试点单位，在上海市的各个医疗单位中率先引进市场竞争和激励机制，以契合深化改革的时代需求、回应提倡改革的政策精神。骨科也积极响应政策和需求，在六院成为试点的当年内就积极配合医院改革办工作商定方案，签署综合目标管理责任制合同，成为各科室改革的先锋。目标管理制的落实完善了医院的管理体系，使之更加适应建设现代化医院的需要，也推动了全院全科各项规章的完善与健全。同时，根据卫生部推行的关于医院分级管理的精神，院方和各个科室都紧扣"继续加强医院、科室二级负责制"这个改革重点，突出科室在管理体系中的关键作用与地位。骨科积极响应卫生部门和院方的改革措施，坚持在深化劳动人事制度改革上的探索，定编定岗并重新调整了领导班子，取得了阶段性的改革成果。[1]

为了巩固改革成果、进一步深化改革措施，六院在1993年提出了以"三年大变样"为目标的发展计划，重点严抓科学化、规范化、制度化、民主化的管理工作，全面推行综合目标管理责任制改革，完善二级分科。[2]其中，骨科、四肢显微外科作为六院的重点学科，发挥着全院标杆作用，成为医院三年计划中着力关注和支持的科室。[3]

---

[1] 《六院1992年工作大事记》，1993年，上海市第六人民医院档案馆藏，1992-A-044。

[2] 《1993—1995三年发展规划》，1993年，上海市第六人民医院档案馆藏，1993-A-020-2。

[3] 在前一年，骨科的显微外科专业凭借技术上的优势，经过上海市卫生局专家评审正式列入"上海市医学领先专业"重点学科建设计划，由于仲嘉担任学科负责人。

有了医院领导的支持和科室领导的推行，骨科的劳动人事制度改革、院科二级管理制度改革进度稳步推进，科室主任的聘任方式在 1994 年进一步改进为任务书形式，由院长对科室主任签发《受聘任务书》，明确规定科室的任务和考核要求，以及科室主任必须履行的职责和享有的权利。任务书要求科室主任对院长负责，在职权范围内充分发挥作用，要用好自身权力，加强科室管理。任务书的签发明确地将用人权、分配权、领导权等院级管理权力下放到位，科室主任基本掌握日常科室运行所需的权限范围，院长履行更宏观层面的监督职能，并对科室改革中出现的新情况进行审查，若有不科学、不合理的部分再另行调整。新形式进一步解放了科室在工作中的自主性，科室主任能够更加灵活、及时地根据实际工作情况作出新的决策。

要推进科室制度的整体改革，明确主任的领导权责限度固然重要，如何调动其他科室成员参与的积极性也不容忽视。在实行科室主任负责制的前提下，骨科也根据中央的大方针、医院的小策略，在改革中稳步加强科室的民主管理。科室内建立了以科室主任、党支部书记与支委成员、护士长、职工代表与工会干部等为主要人员组成的核心小组，负责对科室重大事宜进行研究讨论，以供科室主任正确、科学地进行决策，从决策机制上防止出现"一言堂"的专断。新的改革在医院和科室之间、科室内部成员之间都进一步实现了责、权、利三者的有序结合和合理分配，增强了医护人员对科室内事务的参与感、认同感、归属感，为临床医疗等各项工作的开展都打好了制度基础。[1]

1995 年是于仲嘉从医五十周年，由于年龄和身体原因，他不再担任骨

---

[1]《医院 1994 年工作总结》，1995 年 1 月，上海市第六人民医院档案馆藏，1994-A-026。

科主任一职。可这年又正逢六院"三年大变样"计划的收官之年的紧要关头，骨科新主任的人选就需要格外慎重考量。况且科室主任的任免，事关劳动人事制度这项医院体制改革的重中之重。针对科室领导的选拔准则，卫生部门和医院都曾强调职务聘任要注重专业技术，加大对质量和效率方面的考核。因此，该职位经过以业务能力为核心要素的综合考量，由第六人民医院副院长、骨科原副主任曾炳芳接任，眭述平增补为骨科副主任。[1]

曾炳芳业务能力精湛，医术十分高明。早在求学期间，他就以优秀的成绩考入上海市第一医学院，入学后便一心钻研医学知识，期望用自己的医术解除更多人因伤病而遭受的痛苦。1977年，他以副队长的身份带领上海医疗队赴藏，独自负责骨科临床诊疗工作。甚至在此期间，他还历史性地独立完成了青藏高原上的第一例断肢再植手术，把中心城市上海的医疗技术进步，转化成远在边疆的人民群众也能享受到的切实成果。从1987年起，他在于仲嘉的带教下，更是先后完成了如桥式交叉吻合、第二足趾游离再造食指、游离背阔肌移植修复下肢大面积组织缺损等手术，精进了自身医疗业务水平。他还协助于仲嘉完成了40余万字的《四肢重建显微外科学》一书英文版的编译，传承了六院在骨科领域内的技术优势同时也帮助了其推广。根据他已经达到的医学水平，高级职称评审委员会认可了他的高水准，提前两年破格准许他晋升为副主任医师。等到1992年时，曾炳芳已经成为骨科的骨干人才、中坚力量，先被上海市卫生局党委评为优秀党员，旋即又获得了该年度的"上海市十佳中青年医师"的光荣称号。基于对他在医术医德、责任意识、组织能力等方面表现的考量，医院在该年12月时决定由他担任院长助理，骨科副主任一职也保持不变；1993年，经由

[1] 上海市地方志编纂委员会编：《上海市第六人民医院志》，上海科学技术文献出版社2021年版，第217页。

上海市卫生局任命，曾炳芳担任上海市第六人民医院副院长，同时仍然兼任骨科副主任；1995年，再由他来接任骨科主任，他的专业能力得到了组织和群众的一致认可。

1.2.2 亚学科体系的组建

进入21世纪后，市场竞争与国际竞争日趋激烈，时代与环境的变化要求骨科在保有科室原本特色强项的基础上进一步细化、专业化。骨科虽然在过去科室责任制度和劳动人事制度的改革上取得了成果，推动了科室的专业化，但并未就此而自满与止步，更没有忽视新的市场与社会需求。为了加强对外界技术、市场情况的了解，早在1995年科室就委派孙玉强、陆男吉、楼国祥、罗从风等多位业务能力强的医生分别前往上海市中山医院、华山医院、长征医院以及第九人民医院骨科工作，了解兄弟医院的骨科临床现状，寻找差距、自我改进，使治疗方法与外界更加相通、业务发展更

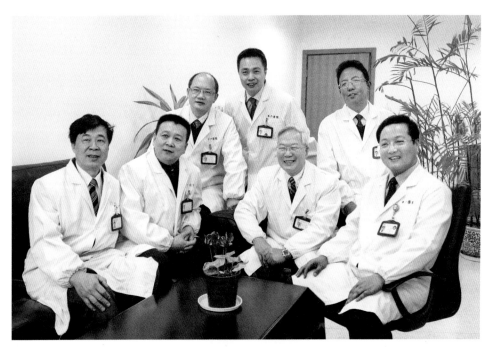

骨科亚学科体系组建

加融入业内的潮流。面对新的外部环境，亚学科体系建设也很快提上了骨科改革的新日程表。

首先是医院在党组织层面实行了改革。考虑到科室的规模、地位，以及医护人员的数量与科室工作量的需求，2000 年年初，从原外科党委支部中划分出了独立的外科第二党支部，由骨科单独组成，支部书记由骨科主任担任。独立的党支部使得党务与行政领导职能进一步整合，党政一体化管理，从而让政令在骨科这个特大科室内也能保持畅通。这样团结的局面，有利于科室推进上海市、卫生局和医院都力主的"全员聘用合同制"人事制度改革工作，以面对更加激烈的外部竞争，也使得科室更团结一致、协同努力。这为之后技术上以骨科为中心、组织上围绕同一个党支部管理的亚学科体系建设提供了组织基础。

21 世纪的第一年，是卫生系统内全面实施医疗、医保、医药三项联动改革的初始，医疗市场因此竞争异常激烈。激烈竞争之下，医院面临着新的困难，譬如学科项目建设不够领先、亚学科发展滞后、临床科研较薄弱、研究生导师缺乏致使教育水平不高、领军人才缺乏等问题，都阻碍了骨科和六院的后续发展。这样的困难之下，作为医院的特色和重点学科，骨科担负着为其他兄弟科室乃至全院破局的重任，必须针对这些突出问题有的放矢、有效解决。科室首先初步建立了以关节镜、手外、创伤、矫形、骨肿瘤和脊柱六大专业支撑，多元化发展又通力合作的学科体系。虽然尚未成立独立的亚学科科室，但是各专业细分领域已经初步完成划分，并保持各专业都能有在学历、年龄方面都较为合理配置的人员梯队结构，学科专业化程度稳步发展。[1]

---

[1]《2000 年外二支部工作总结》，2001 年，上海市第六人民医院档案馆藏，2000-B-006-2。

学科专业化不仅要体现为专业数量之多，同样也要体现为专业质量之精。当然骨科也没有因为追求学科发展的多样性，就放弃了技术上积累的先进性，六大专业都是骨科传统的强势和特色，长期都保持在国内外较高水准，更是六院医疗水平的名片。在2001年六院评定的院级特色专业中，五项一类特色专业全都是由骨科负责的专业。综合考虑科室的历史基础、临床设施及科研综合实力，上海市卫生局也决定，在六院骨科建立创伤骨科临床医学中心，并将其纳入上海市第一批临床医学中心重点建设计划，这也成为骨科新大楼扩建的政策前提。[1]

2002年，科室的综合专业体系开始正式分科。首先，是基于修复重建外科和关节外科这两个技术成熟、患者固定的专业建立亚学科，分别由姜佩珠、蒋垚任主任，由范存义、张先龙任副主任。其余次级专业领域的医生则仍分为6组轮流值班，基本围绕急诊展开临床工作。为了技术上能够匹配"市临床医学中心"的水准，科室鼓励具有高级职称的医生开展相关细分方向的专业诊疗工作。其中从事创伤专业的，要有意识地围绕关节周围骨折的技术侧重点，以集中病例的方式来提高专业能力、培养技术人才。[2]

有了上一年度两个亚学科的成功，2003年度骨科积极推动创伤外科、脊柱外科、矫形外科三个亚学科的创建，同时积极培育、酝酿骨肿瘤等进步迅猛的新亚学科。这也符合了医院要继续以上海市临床医学中心、上海市领先学科建设为龙头的重点学科及亚学科建设规划的进度要求。亚学科层次的丰富，从形势上要求医院和科室突破旧模式，由原本的医院、科室二级负责制逐渐转向，建立依托中心主任领导的亚学科主任负责制，从

[1]《2001年工作总结》，1992年1月，上海市第六人民医院档案馆藏，2001-A-036-1。
[2]《2002年工作总结》，1993年1月，上海市第六人民医院档案馆藏，2002-A-036-1。

而更好地拓展科室体系的功能，为中心的科研、教育工作提供良好的服务。[1]2004年，在完善组织结构、建立健全各亚学科的基础上，以亚学科为单位签订了责任书，亚学科主任对诊治和质量全面负责，中心主任负责整体的协调、调度工作。临床医学中心作为整体技术依托，居间为各个亚学科提供支持，各个亚学科的发展又反哺中心的整体实力，亚学科体系迅速走上了良好运行的轨道。[2]

2. 科研创新

2.1 外固定支架技术

外固定支架技术向来是六院骨科领跑全国乃至全球的专长，其中"单侧多功能外固定的治疗骨折新技术"更是走在业界前沿。由于骨科的外固定支架研发及应用水平居于先列，从1991年起，卫生部就委托六院举办全国性的外固定支架学习班，向全国各大医院骨科的主任医师、副主任医师讲授推广骨科在该方面的先进技术与经验。卫生部对该学习班的举办高度重视，时任科技司副司长、临床医疗专家秦新华同志专程赶赴上海参加学习班的开幕式。骨科也不负期待，尽力把学习班办成、办好，将自身的优势技术毫无保留地推向广阔的临床一线，传授给全国的广大医务工作者。作为外固定支架技术的主要贡献者，于仲嘉也在1991年入选了卫生部的"有突出贡献的专家"人才项目。[3]

鉴于外固定支架技术的应用、推广十分顺利且卓有成效，卫生部在1992年旋即将其列为"年度十大推广项目"之一。而在这一年，骨科共完

---

[1]《2003年工作总结》，1994年1月，上海市第六人民医院档案馆藏，2003-A-32-1。

[2] 关于亚学科管理与责任制度改革的详细进展，参见本书第五部分。

[3]《1991年工作总结》，1992年2月，上海市第六人民医院档案馆藏，1991-A-031-1。

成 543 例多功能外固定支架的安装，为大量骨折的病人提供了治疗伤痛的更有效、更便利的解决办法。[1] 其中甚至有一例病人单次手术内就使用了 7 个支架，这无疑给手术带来了极大的难度。但得益于骨科医生的高超技术与丰富经验，该次手术最终顺利完成，也取得了良好的效果。有精湛熟练的技术作为依托，医生们还根据外固定支架的优势，对支架进行回收工作，在同时段内共成功回收支架 276 只，既为病人节省了开支，又为医院增加了收入，也为社会节约了宝贵的医疗资源。[2]

到 1993 年时，六院骨科的外固定支架已经发展出 5 大类、32 种，类别上较为全面，能够应对多样、复杂的应用环境。该技术入选了 1993 年度科委重大科技成果推广项目，于仲嘉亲自带领科室成员参与宣讲、教学等推广活动。得益于相关行政部门的支持、骨科医务人员的参与，外固定支架技术在年内就被迅速地推广到了 25 个省份的多个县、市。同期科室主办了 22 次相关的学习班，参加人数达一千一百余人次。该课题学习班被列入上海市继续教育项目，长期稳定开班，单期招收学员 100 人。应用和推广中，骨科的外固定支架技术广泛成功、广受好评，还顺势夺得了上海市第二届科技博览会金奖。作为金奖得主，骨科医务人员带着外固定支架技术随上海市政府代表团访问了山西省，在大同、太原等地展示推广，受到了当地卫生部门和医护人员的一致欢迎。[3]

但是奖项和名声没有让各位同志自满，骨科还是在临床医疗和科研工作中继续发扬创新意识，开发技术的新场景、新用途。如在对一名双下肢

---

[1] 受到统计方式所限，该数据仅截至当年 11 月。

[2]《92 年医院工作报告》，1993 年 1 月，上海市第六人民医院档案馆藏，1992-A-039-1。

[3]《1993 年工作总结》，1994 年 1 月，上海市第六人民医院档案馆藏，1993-A-020。

离断的病患的抢救当中，骨科医生大胆构想、小心施救，成功地将外固定支架应用在离断下肢的再植。手术的成功吸引了大批新闻媒体，全国先后共计有数十家报纸报道了该手术，中央人民广播电台、中央电视台、上海人民广播电台、上海电视台、上海东方电视台等多家广播电视媒体纷纷对此多次作了报导和评论，产生了巨大的社会反响，为上海、医院和科室争得了荣誉与人气。为了宣传推广技术、纪念手术创新的成功，宣传部门还以外固定支架技术为主题，拍摄了电影纪录片《骨头断了有妙招》，得到卫生部和上海市领导的肯定。

2.2 显微外科修复技术

创伤修复与重建是六院骨科的传统强项，早在 1989 年，科室就已在于仲嘉主任的带领下，开展了世界首例二次游离组织组合移植手术，巩固了我国在显微外科手术领域内的国际领先地位，也为医院和科室带来了国内外的盛誉。1992 年，骨科又成功地实施了两例新手术，一例为双背阔肌皮瓣移植修复前臂，另一例为单侧背阔肌皮瓣加植皮修复大腿及膝关节皮肤缺损，两例手术的成功，都是行业内的首次。[1]临床实践层面的技术成功后，科室也积极参与学术写作，力图将成功的经验知识化、理论化、科学化，影响更多的医生，修复更多的损伤，造福更多的患者。骨科医务人员在学术期刊上发表了多篇论文，并为专著《显微外科学》撰写数个关键章节，向业界和社会传播先进的组织修复技术。1995 年，于仲嘉所著的《四肢显微外血管外科学》由上海科学技术出版社出版，在业界引起关注，斩获了当年上海市科技进步二等奖。一边是兢兢业业主刀手术，一边是勤勤恳恳

---

[1]《1992 年临床工作总结》，1993 年 1 月，上海市第六人民医院档案馆藏，1992-B-037-14。

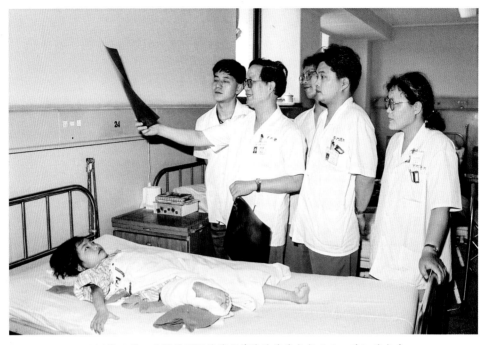

1996 年 6 月，世界首例踝关节代替膝关节手术成功后，曾炳芳查房

运笔写作，直接或间接地，骨科的医疗修复技术帮助许多伤者恢复了运动能力，使得许多横遭厄运的伤者的生活回归了正常。

作为显微四肢外科领域的顶尖专家和骨科老主任于仲嘉的继任者，曾炳芳对缺损组织的处理、修复这项技术也十分擅长。1992 年的两例新手术就离不开他的贡献，这两例手术也极大地推动了他主导的科研项目"大面积软组织缺损的急诊修复"的发展进度。即便在担任科室主任后，他也没有放弃在该领域的技术上深耕、创新，该项目也长期处在持续的发展、完善当中。1996 年，该项目在临床上实现了重大突破，病人得到了极大帮助的同时，骨科也借此获得了由上海市卫生局颁发的医疗成果集体奖。[1]

---

[1]《1996 年科教工作总结》，1997 年 1 月，上海市第六人民医院档案馆藏，1996-B-039-2。

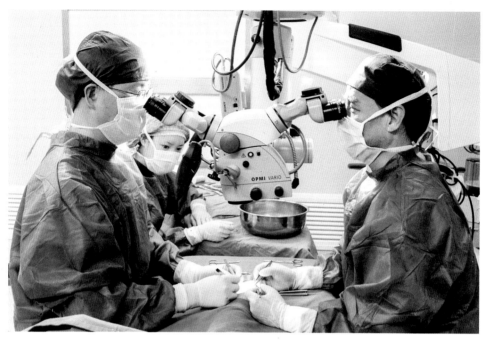

曾炳芳教授为患者进行手术

1998年，骨科在此基础上更进一步，由主任曾炳芳、副主任眭述平主导的关键技术项目"急诊显微外科修复肢体复杂组织缺损"取得临床成功，上海市人民政府和卫生部双双向骨科授予科技进步奖，以示肯定和鼓励。正是基于缺损组织修复技术的进步和积累，骨科才能在断肢再植的专项手术层面、四肢显微外科的亚学科专业层面不断取得成果。

2.3 关节镜技术

关节作为人体活动、连接的组织，是骨科疾病较为多发的一类部位，膝关节又是人体上最大的关节，活动频繁并且负荷较大，极其容易受到损伤；同时，膝关节又是影响行走、站立这些基本行为的重要关节，各类损伤还容易造成长期的疼痛。膝关节病的特性，导致广大患者长期为之所困扰。而关节镜技术可以清楚地探明伤口，并且在尽量减少创伤的情况下进行治疗，是针对膝关节的损伤进行手术的有效手段。六院医护人员向来解决患者之所急、满足社会之所需，以蒋垚为代表的骨科医生深入钻研关节镜技术，尤其关注在膝关节病上的创新应用，为膝关节病提供新的解决方案。时至今日，六院的关节镜手术不论数量还是质量都仍然居于业内前列。

1976年，蒋垚毕业于安徽医科大学，又先后前往日本横滨市立大学医学院附属医院骨科、美国匹兹堡大学运动医学中心进修，学习并掌握了先进的关节镜技术，是关节外科方面的专家。归国行医期间，他继续磨炼、精进自己在关节镜方面的医术，以更好地为病患们解除痛苦，让他们不至于在实现生活中最基本的站立、行走功能时都力不从心或备受折磨。1996年，蒋垚从瑞金医院调动到六院骨科工作。1999年，他成功主刀完成了"关节镜下采用自体髌韧带重建膝前交叉韧带"手术。他也因此被授予全院医疗成果奖一等奖、上海市临床医疗成果奖三等奖。[1]

这项技术的创新，给膝关节交叉韧带损伤这类几乎是生活中、运动中最为常见的运动损伤的治疗带来了革命性的变化。在关节镜的辅助下，韧带的伤情能被清晰地探明，修复的操作过程也能够更加直观、精准；患者自体髌韧带的使用则有效地为韧带术后的功能与恢复提供了保障，并极大程度避免了排异反应。借由此项技术，许多韧带损伤患者恢复了膝关节的活动与功能，免除了由于常见损伤就干扰行动自由的遗憾。

2.4 人工关节置换技术

由于膝关节的特性，除去运动、事故等直接损伤之外，风湿性关节炎、类风湿性关节炎等非感染性病变也容易发生。这类病变会给患者造成疼痛，

---

[1]《1999年医院工作总结》，2000年1月，上海市第六人民医院档案馆藏，1999-A-042-1。

严重的甚至会导致丧失负重能力。如果病变进入晚期、症状十分严重，保守治疗已经无法产生效果时，用人工关节进行置换就是消除疼痛、恢复功能的有效手段。但是传统的人工关节本就有着设计问题，手术安装后容易松动、不耐使用。安装了人工关节的患者，不是为了节约使用寿命，刻意减少人工关节处的活动，生活中时时小心处处掣肘；就是冒着再次甚至多次手术的风险，为重新更换人工关节的费用和不便或者痛苦而担心。这样的人工关节，虽然确实解决了很多患者的急切需求，并且其缺陷也是受限于时代，但是却与人工关节置换手术减轻患者疼痛、还给患者自由的初衷背道而驰。为了让置换手术起到理想的效果，设计和制造安全、稳定、方便、耐用的人工关节是必须攻克的技术难关。

骨科对人工关节的研发高度重视，早在 2002 年，于仲嘉就已着手进行滚动式人工关节的研制。针对传统人工膝关节难以避免的假体后期松动问题，于仲嘉果断从根源下手，对膝关节假体的材质与结构进行改进。[1] 改进后的新式假体使用金属、陶瓷材料制成的滚动摩擦副代替过去通行的金属、高分子材料制成的滑动摩擦副，有效降低了伸屈运动时人工膝关节内的摩擦阻力，减少了假体与骨界面间的应力，从而减少磨屑产生。而在过去，正是由于摩擦产生的高分子磨粒导致骨吸收、骨溶解现象，最终导致假体松动不得不通过再次手术进行翻修。新式的人工膝关节从根源上降低了松动的可能性，同时又考虑到了假体的设计、制造成本与费用，为受术者带来了极大的便利。[2]

---

[1] 假体材料的选用上，金属材料配合金属材料使用的摩擦阻力过大，陶瓷材料配合陶瓷材料使用则精度要求过高、制造成本过高，金属材料与陶瓷材料的异材质结合是在成本、难度以及耐用性之间最平衡的优秀解决方案。

[2] 何毓珏、于仲嘉、陈铭、王成焘：《滚动式人工膝关节设计》，《生物医学工程学杂志》2005 年第 4 期，第 840—843 页。

解决了假体本身的设计问题，置换手术中操作基准的可靠性也是骨科医务人员所着重关注的。在这项课题上，由罗从风主导的研究为行业提供了一项国际先进的标准。罗从风1991年本科毕业于上海第二医科大学，2002年于日本横滨市立大学获得骨科医学博士学位，也有着广阔的学术视野和严谨的科研精神。入职六院骨科后，他结合专业知识和科室特点，主导进行了"人工膝关节置换中以股骨上髁线为标准行轴向力线测量的可靠性研究"课题。

顺利推进这项研究，需要对大量临床案例进行统计、分析。由于医护人员们不辞辛劳地接诊，六院骨科具备丰富的临床案例，正满足了置换技术研究的前置条件。除了拥有在人工膝关节研发的领先地位，六院骨科在置换技术上也具有尖端的水准，不但能进行常规的一期置换手术，即便是面对畸变的或是翻修的病例也能应对自如，在术后护理甚至针对术后感染病例也有办法，并且都取得了不错的效果，在业内具有较高的声誉。许多患者慕名前来就诊，也欣然同意为医疗和科研事业而配合，故而该研究能够更多地获取第一手研究材料，测定了124例骨关节炎、类风湿关节炎患者下肢立位片，支撑了研究结果的可靠性与有效性。

研究的结果表明，股骨上髁线与股骨解剖轴间的关系很稳定，股骨上髁线是确定股骨解剖轴的良好标志。而股骨髁基线与股骨解剖轴间的夹角，则在关节面有较明显破坏的类风湿关节炎、骨坏死患者及明显膝外翻患者中不够稳定。水平线与股骨解剖轴间的外侧夹角不够稳定，易受下肢力线变化的影响，不能作为股骨解剖轴的标志。基于以上研究结论，置换手术中人工膝关节的精确安置及软组织平衡可以得出一个相对客观的操作指标。该项标准的得出，在世界范围内尚属开创性的成果，巩固了六院关节外科的先进地位，增强了我国在该领域的技术竞争力，因而荣获了上海医学科技奖。

2.5 股骨头治疗技术

股骨头缺血性坏死是骨科常见病之一，发病率长期居高不下，特别是在21世纪前后药物滥用的环境下更为畸高，而且多发于年轻群体，致残率高，已经成为当时临床亟待解决的难题。在病症早期，通过各种修复技术可以达到一定的保头治疗效果，但在临床上保头治疗一直存在争议，诊断与治疗中也比较混乱，缺乏统一的规范和标准。在显微外科技术的介入下，通过吻合血管的游离腓骨移植，对股骨头缺血性坏死取得了较好的疗效，但因手术方法复杂而影响临床推广。[1]

面对这种情形，骨科的新进人才张长青带领课题组，用了近五年的时间，在切取带血管的游离腓骨的成熟技术基础之上，开展了以提高修复效果、简化手术技术、减少手术创伤和出血为目标的临床研究和基础实验，取得了令人瞩目的成果，对整个手术流程与效果进行了巨大改进，也获得了上海医学科技奖。

课题组巧妙地采用了先截取腓骨，然后将腓骨向前旋转、显露腓动静脉的技术改动。这项改动大大缩短了切取腓骨的手术时间，从原来的60分钟以上缩减到20分钟以内。手术时间的缩短既提高了效率，又大大减少了手术造成的创伤和出血，降低了手术风险。在髋关节显露上，课题组设计了髋关节前路纵向直切口，可以在手术切口保持10厘米以下的大小的前提下，通过肌间隙显露供吻合的旋股外侧动静脉，并通过十字形切开关节囊前壁显露股骨颈前侧。此切入路径可以让手术操作更为简便，施术所需时间也进一步缩短。在清理股骨头坏死的方面，课题组则采用了经股骨颈开

---

[1] 该技术先前以美国杜克大学最为先进，但由张长青带头改良后，六院在该技术上实现了反超。关于张长青的简介，见3.3"人才培养"章节。

槽方案，并设计了专用的手术器械，使股骨头坏死的清理更加简便可靠。经过这一系列改进，使得原本漫长的手术时间缩短到 90—120 分钟上下，手术期间平均出血量也仅 200—300 毫升，对医生而言施术难度低，对患者而言受术伤害小。[1]

2.6 前臂延长技术

从 20 世纪 70 年代后期开始，骨科就在于仲嘉的带领下开始了"再造手"以及"再造指"方案的临床实践，通过缩短前臂骼形成相对多余的皮瓣以提供创面覆盖，用钛合金制成金属假体固定在桡骨上作为人工掌骨。之后再经过多年来的丰富实践积累，骨科已形成较为成熟的"手或全手指缺失的再造技术"，不但能够从双足移植第二跖趾系列，成功地再造一只具有两个手指的右手；甚至后续发展出了为全手指缺失的残肢，再造全部五指的技术，为世界医学史填补了一项重大空白。[2]"再造手"技术所取得的突破在国内、国际上无疑都是巨大的，不论行业、政府或社会层面都对此十分认可，于仲嘉个人和骨科集体也因为此项技术多次获奖。[3]但囿于时代整体医疗条件，"再造手"技术的再造范围有限，若患者肢体损伤较大（如残留前臂长度短于原长度的三分之二），根据传统方法再造的新手就可能因前臂过短、肌肉动力不足而得不到满意的功能恢复。

为解决这一技术局限，骨科在过去的技术基础上不断追问，初期由于仲嘉启动开发、后交由眭述平继续研究，探索出了"前臂延长再造手"技

---

［1］ 张长青、曾炳芳、眭述平等：《改良吻合血管游离腓骨移植治疗股骨头缺血性坏死的手术技术》，《中国修复重建外科杂志》2005 年第 9 期，第 692—696 页。

［2］ 该技术详见上个时段部分对应章节。

［3］ 《市六院关于于仲嘉教授获上海市科技功臣奖证书、推荐表、附件材料》，1998 年 12 月 1 日，上海市第六人民医院档案馆藏，1999-A-120。

术。缺失手的前臂残端，根据不同条件采用移植干骨或游离皮瓣延长尺骨的方法，延长前臂的长度；同时移植自身游离的跖趾系列于桡骨残端再造拇指，与延长的尺骨行使对指动作。临床上的受术病患只需要经过短期康复治疗，就能恢复其再造手的正常感觉，新手指能自由伸屈活动，功能和外形均优于前臂分叉术。为了配合该手术的进展，骨科同时还在推进由眭述平的负责"神经延长术"研究，在卫生部门的支持和推动下也取得了可观的进展。[1]

2.7 其他技术

上述几项技术虽然突出，但也远不能涵盖骨科在这几年间的众多突破。在整体鼓励创新、重视科研的风气之下，科室还有许多业内重要的技术进展，尤其推进了多项国家级、上海市级科研课题（部分课题见表4）。

表4　2000—2005 年间由上海市第六人民医院负责的部分骨科科研项目[2]

年份	课题名称	资金来源	负责人
2002	甲基泼尼松龙及神经苷脂 GMI 对大鼠脊髓损伤的保护作用	国家自然科学基金	徐建广
2002	小肠黏膜下层（SIS）在脊髓损伤修复中的应用	国家自然科学基金	傅一山
2002	滚动式人工关节的研制	国家自然科学基金	于仲嘉
2002	微动促进骨折愈合的临床研究	国家自然科学基金	张先龙
2003	高浓度 DMSO 和 60Co 辐照对韧带移植物初始力学特性和超微结构的影响	国家自然科学基金	沈　灏
2003	复合型可吸收生物活性接骨板的研制与应用研究	国家自然科学基金	王金武

[1]《1997 年度科教工作总结》，1998 年，上海市第六人民医院档案馆藏，1997-B-028-1。
[2] 上海市地方志编纂委员会编：《上海市第六人民医院志》，上海科学技术文献出版社 2021 年版，第 225 页。

年份	课题名称	资金来源	负责人
2003	股骨头缺血性坏死基因治疗	国家自然科学基金、上海市科技发展基金、上海市科委基础研究重大项目	张长青
2003	富血小板血浆促进骨缺损修复的机制研究	国家自然科学基金	张长青
2004	实验性股骨头缺血性坏死保头治疗的比较研究	国家自然科学基金	张长青
2004	负电性纳米材料表面内饰聚四氟乙烯人造血管的实验与临床研究	国家自然科学基金	范存义
2004	紫杉醇诱导人耐药骨肉瘤细胞凋亡及其对凋亡相关基因表达的影响	上海交通大学青年教师校内科研启动基金	张春林
2004	人工膝关节置换以股骨以上髁线为标准性轴向力线测量的可靠性研究	上海市卫生局青年科研基金	罗从风
2004	胫骨近端的形态学及力线研究	上海市卫生局	罗从风
2004	西乐葆治疗椎孔外颈神经卡压源性肩颈痛的临床研究	国家卫生部科技发展基金	王金武
2005	高能震波治疗早期股骨头坏死及其机制研究	国家自然科学基金	曾炳芳
2005	人工关节置换	上海交通大学医工合作专项基金	张先龙
2005	MRI血管壁线圈评价动脉粥样硬化性斑块类型的应用基础研究	上海市科委基础研究重大项目	董 扬
2005	血管化组织工程骨修复长段骨缺损的机制和临床前期研究	上海市科委重点项目	曾炳芳
2005	吻合血管的游离腓骨移植治疗股骨头缺血性坏死的临床与基础研究	上海市科委重点项目	张长青
2005	椎孔外颈神经卡压启动与调控机制的研究	上海市青年科技启明星计划	王金武
2005	周围神经损伤与显微外科	上海市重大科研项目	范存义
2005	穿支蒂长轴皮瓣的基础与临床研究	上海市卫生局	柴益民
2005	纳米金属表面人工关节生物相容性的动物实验研究	上海市卫生局	韩 培
2005	计算机辅助研究全髋假体安装位置对髋关节稳定性的影响	上海市卫生局	邵俊杰
2005	复合角化细胞的小肠黏膜下层（SIS）修复皮肤缺损的实验研究	上海市卫生局	邹 剑

除上述科研项目外，骨科还有部分突出的技术成果获得了科技或卫生主管部门颁发的奖项。如范存义和曾炳芳合作完成的"动脉液压扩张的实验研究和临床应用"，就于 2004 年同时获得了上海市科技进步奖、上海市医学科技奖两大重磅奖项。范存义师从我国手外科泰斗顾玉东，曾在上海医科大学研究生院学习，1994 年取得硕士学位后他到六院骨科工作并继续攻读博士学位。1999 年，他在完成博士学业、取得博士学位的同时还取得了副主任医师的职称，并且入选上海市"医苑新星"计划，成为上海市卫生部门重点培养人才，专业技术水平发展、成熟极为迅速。2005 年，范存义担任上海市四肢显微外科研究所副所长，也成长为四肢显微外科的担当人才。

科室也注重技术交流，积极与其他医疗机构尤其是上海市内的兄弟医院的骨科合作，促进了专业水平的共同提高。譬如 2001 年的"颈 8 神经根切断手术治疗手部痉挛"项目，就是由张长青作为第一完成人、科室多位专家连同第二军医大学附属长征医院骨科协助完成，该项目也达到了国际先进水平。

3. 教学工作

3.1 学位教育

临床与科研水平的进步必然与医学教育水平相结合，医学院校的教育需要医院临床经验的实践，医疗业务的良好运行也需要高质量的后续人才支撑。六院很早就努力实现理论和实践的结合，早在 1981 年，医院就与上海第二医学院合作设立了医疗系三部的教学点。

虽然骨科教学内容在本科医学基础教育中占比不大，但科室还是在外科教研室内专门成立了骨科教研组，不论科室主任还是主治医师都参与其中，直接从事一线本科教学工作。相比之下更为专业化的研究生教育，骨科也给予大量的关注与投入：科室主任于仲嘉自 1984 年获准成为硕士生导师起，就一直认真负责地履行对上海第二医学院研究生的指导工作；1991年，副主任何鹤皋也成为硕士生导师，与于仲嘉共同开展指导工作。

之后上海第二医学院更名为上海第二医科大学，发展势头更进一步，六院和上海第二医科大学的合作关系也更上一层。1994 年，六院被卫生部门和教育部门规划为高等医学院校教学医院的试点单位，将作为上海第二医科大学的教学医院进行建设。按照教学医院建设标准体系的要求，主管部门联合上海第二医科大学，对医院尤其骨科等重点科室的教学质量、教学条件进行了对照检查、补强。六院于当年内通过了教学医院验收评审工作，经上海市卫生局、上海第二医科大学批准，成立了上海第二医科大学市六临床医学院，这在国内非高校附属医院中还是第一家。合作加深后，骨科的研究生规模也得以扩大，曾炳芳也在 1996 年获准成为硕士生导师，加入了研究生指导工作的队伍。

2000 年，当时尚到岗不久的张长青就因其突出的学术能力，得到医院和学校的赏识与认可，获准成为上海第二医科大学硕士研究生导师。而已经是硕士生导师的曾炳芳，则担任上海第二医科大学博士研究生导师，也完成了骨科研究生教育的一大进步，实现了科室在博士生导师资格上零的突破。这项突破即便纵观全六院，也属各个科室间的前列。作为上海第二医科大学研究生教育的重要一环，科室年内还顺利通过了上海第二医科大学对医院进行的教学评优检查。[1]

与上海第二医科大学合作不断加深的同时，六院和骨科与上海交通大

---

[1] 上海市地方志编纂委员会编：《上海市第六人民医院志》，上海科学技术文献出版社 2021 年版，第 225 页。

学之间也产生了新的联系。2002 年，根据卫生部门和教育部门的调整方针，六院成为上海交通大学的附属医院。后再经上海市卫生局批准，医院名称也冠上高校前缀，改为上海交通大学第六人民医院。为了方便教学工作的开展，上海交通大学立即着手聘请了于仲嘉、曾炳芳、蒋垚三位医生为教授，聘请了范存义、张先龙、董扬、赵金忠、张长青等数位医生为副教授。

同是 2002 年，在上海第二医科大学方面，范存义、张先龙、董扬、赵金忠四位也获批为硕士研究生导师，张长青被批准为博士研究生导师。到 2004 年，上海第二医科大学又将罗从风增补进硕士研究生导师的行列。2005 年时，蒋垚、范存义、张先龙三位也由硕士研究生导师升任博士研究生导师。研究生导师资格的授予，建立在上海第二医科大学对骨科教学质量的信任之上，尤其骨科主持的"显微外科技术"，不负科室强项的声誉，获得了二医大的优秀教学成果奖项。

2005 年 7 月，与六院联系紧密的两所高校迎来了重大改革，上海交通大学和上海第二医科大学正式合并，成立了新的上海交通大学医学院，简化了六院的从属与合作机制。同年，骨科主持的"四肢显微外科课程建设与实践"在经过几年的打磨与精进后，获得了上海市优秀教学成果奖二等奖。[1]

3.2 继续教育

高等教育系统内的学位教育作为为医疗系统输送新鲜血液的最重要渠道固然是医学教育的基础与根本，但是毕业后继续教育也是重要组成部分。对在岗医生的培训教育是提高医疗服务和技术水平的重要渠道，自 1995 年起，

---

[1] 上海市地方志编纂委员会编：《上海市第六人民医院志》，上海科学技术文献出版社 2021 年版，第 222 页。

骨科就实施了严格的住院医师上岗培训流程。凡是要进入骨科工作的住院医师，必须按照相关规定在普外科、胸外科、神经外科、泌尿外科等外科体系内的科室以及放射科、病理科等高度相关的临床科室轮转。此外，新医师还要进行从最基本的手法复位、石膏固定技术到门急诊的诊断、治疗再到住院患者的诊断、治疗这样一整套全面的规范流程培训，并且严格遵照住院总医师制度开展工作。在亚学科体系建立之后，晋升或获聘职称的阶段，医生还需要在各个亚学科轮转，遍历骨科整体的临床工作。严格的规范旨在加强对医师基础理论和基本操作的培养，确保医师的专业能力。

此外，科室还每年都组织各类培训班、研讨会等活动，提高临床诊疗质量的同时也为医务人员提供交流、进步的机会。科室也尤其反对闭门造车，主张打开视野，为各级医师提供国外、境外进修学习的平台，包括各类长短期不等的访学或访问机会。

对外交流不是单向的，骨科抱着开放的心态，在向外学习的同时也在传播和推广自身的先进技术与经验。首先是在骨科领先的显微外科技术上，骨科几十年如一日，举办大规模的定期培训进修班，全国、全世界各地的该领域内医师也纷纷慕名前来。1990 年，经由卫生部批准，在六院建立了"中国上海国际四肢显微外科培训中心"，以推广六院在显微外科技术上的尖端成果。1991 年，卫生部批准由于仲嘉担任培训中心主任，曾炳芳担任培训中心副主任。骨科当仁不让地接过了该中心的技术核心责任，开办了国家级继续教育项目"四肢显微外科技术"学习班，平均每年培训 100 余人次，且效果极好。[1] 并且作为"国际"中心，目标培训对象并不限于国内特定某地的医师，而是全世界的骨科医师。例如张长青主导的"股骨

---

[1] 该数据统计截至 2010 年，共有 2000 余人次。

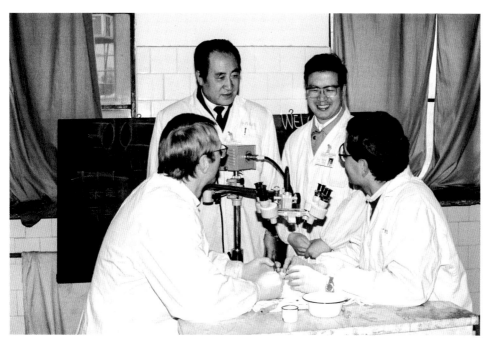

1990年，经由卫生部批准，在六院建立了"中国上海国际四肢显微外科培训中心"，
以推广六院在显微外科技术上的尖端成果

头缺血性坏死显微外科治疗"技术，就不仅仅在全国四肢显微外科学习班
上进行了教学推广，还通过中心项目向国际传播，甚至反哺了最初开发出
"吻合血管的游离腓骨移植"治疗方案的美国杜克大学。这为医院在国内医
学界、中国在世界医学界都争取了荣誉。

2002年，著名的创伤骨科学术组织国际内固定研究学会（AO/ASIF）
在中国建立培训中心时，认真考察了六院骨科的技术优势后表示了认可，
决定在六院建立中国首个"AO创伤骨科培训中心"。[1]国际内固定研究学
会的国际部主席鲁蒂为了参与"AO（中国）创伤骨科培训中心"的揭牌仪
式，专程来到上海并莅临六院，以示对中国中心在接下来的培训当中传播
AO的理念和技术、造福伤者的期待。六院骨科和"AO创伤治疗技术学习

---

[1] 经各方一致认可，曾炳芳于2006年担任了AO学会的理事。

班"没有辜负这份期待，先后培训了大批创伤骨科人才，该学习班也被评为国家级继续教育项目。[1]

2005年，科室还举办了"骨科技术新进展及护理"继续教育学习班。不同于以往每年都定期举办的各类面向医生的学习班，这次的学习班面向的是护理人员，是骨科护理人员不甘落后、向医疗人员水平看齐所取得的进步的体现，也是六院首次举办的上海市级Ⅰ类学分护理学习班。[2]

3.3 人才培养

开办学习班向社会输送技术与人才的同时，骨科也注重自身人才的培养，在科室管理和劳动人事制度高度专业化的趋势下尤为如此。

从老主任于仲嘉开始，科室领导就一向很注重培养骨科新人。哪怕是自身的诊疗、管理、科研等方方面面工作已经十分繁忙，于仲嘉也仍旧坚持要亲自抓好科室内技术梯队的培养工作。他鼓励中青年医生多写论文、科室内多出人才，并将自己的临床经验倾囊相授，寄予年轻医护人员热切的期望。

曾炳芳担任科室主任之后，敏锐地意识到，市场竞争越激烈，尖端人才在科室专业化道路上的作用就越凸显。以蒋垚调动到六院骨科工作为标志，科室正式开启了青年人才积聚的年代。随后，陈中伟、戴尅戎、顾玉东三位院士分别将他们代表国内骨科优秀新生力量的博士研究生赵金忠、张先龙、徐建广输送到骨科，极大地充实了骨科的人才储备。在这之后，张长青的加入更是进一步强化了骨科的人才优势。

张长青出生于1962年，于1981年至1986年间在兰州医学院进行临床

---

［1］《AO 创伤中心》，2002 年 6 月，1999 年 5 月 24 日，上海市第六人民医院档案馆藏，2002-A-101。

［2］《2005 年党政工作总结》，2005 年 12 月，上海市第六人民医院档案馆藏，2005-A-001-3。

医学的本科学习，之后在兰州医学院第二附属医院的骨科跟随骨科专家、兰州医学院骨科研究所所长冯守诚，进行硕士阶段的理论和实践学习。之后他留院工作并在岗位上取得住院医师、主治医师的职称，也积累了扎实的学术基础和丰富的临床经验。1993 年他到上海，在上海医科大学附属华山医院手外科跟随显微外科专家、中国工程院院士、上海市手外科研究所所长顾玉东进行博士阶段的学习。毕业后，他加入第二军医大学附属长征医院骨科，进行博士后工作。在多家大型医院、顶尖高校受到培养，更是经由多位著名专家悉心指导和严格训练之后，他博采各家之所长，具备了扎实的科研功底和临床技能。1998 年，他由博士后出站加入六院，受到科室、医院乃至上海卫生系统的欢迎与重视，各级都十分看好并着力培养这位年轻才俊。他甫一入职，就迅速承担起科室的科研骨干职责，接手并负责了包括"吻合血管的游离腓骨移植治疗股骨头缺血性坏死"在内的多项课题组研究，并取得显著成果。张长青突出的能力、亮眼的表现迅速得到了组织的重视和推举，于 1999 年顺利入选了上海市医疗卫生系统的"百人计划"培养项目。[1]

1997 年，党的十五大报告指出，科技进步是经济发展的决定性因素，人才是科技进步和经济社会发展最重要的资源。在中央的指引与时代的号召下，由上海市卫生局主导、由上海市人事局和上海市科委参与的医学领域人才培养"百人计划"应运而生，旨在培养上海市在医疗卫生领域的优秀学科带头人，从而在跨世纪的时代关头保持上海医学的高水平。因此，入选该项计划的对象都是以上海市医学专业发展的长远宏大规划为视角考察还仍然具有带领学科发展风向、能力的高水平人才。计划自 1997 年开始

---

[1]《百人计划申请书（张长青）》，1999 年 5 月，上海市第六人民医院档案馆藏，1999-A-119。

选拔，待到 1999 年时其实已有 95 名培养对象入围名单，后续名额的竞争极为激烈，筛选极为严苛。而张长青的成功入选，既是他自身能力、潜力的证明，也是六院骨科以及显微外科在上海市医疗布局中重要地位的证明。2000 年，鉴于他高超的业务水平、踏实的组织能力，经过各级组织批准，张长青开始担任科室副主任。以他为代表的年轻一代，正逐渐成为科室的中坚力量、行业技术的带头人。

在这世纪之交、科技突飞猛进而市场竞争也日益激烈的关头，六院和骨科正是深刻认识到了，要迎接新时代的挑战与机遇，就必然要有新时代的科技与人才，就必定要开展新时代的教育与培养。面对 21 世纪知识经济的挑战，六院决心要实施"跨世纪人才工程"，以培养大批优秀中青年科技人才。骨科也鼓励、支持科室内的医务人员参与人才工程，多名成员入选了上海市的人才项目（部分见表 5）。

表 5　六院"跨世纪人才工程"实施后骨科成员于世纪之交入选的部分重大市级人才项目[1]

年份	人才项目	入选者
1997	上海市优秀学术带头人	曾炳芳
1999	上海市"医苑新星"培养计划	范存义
1999	上海市卫生系统"百人计划"	张长青
2002	上海市"医苑新星"培养计划	赵金忠

4. 科室文化

4.1 社会公益与市场效益并重

20 世纪 80 年代末至 21 世纪初的时段，是国家与社会层面改革不断深入的年代。在这个阶段，骨科和许多公共事业部门面临着同样的基本问题，

---

[1]　上海市地方志编纂委员会编：《上海市第六人民医院志》，上海科学技术文献出版社 2021 年版，第 230 页。

即在改革触及核心问题、遇见重大阻力的情况下是否要继续深入。骨科没有犹豫，果断给出了肯定的答案，必须与中央政策保持一致，积极响应党的十四大精神的号召，坚持贯彻改革开放的基本路线。

从1992年成为改革试点单位起，六院和骨科就一直敢为时代之先，在工作态度和方法上始终保持先进性。不论是以科室责任制、亚学科责任制为代表的管理制度改革，还是聘任、晋升问题上的劳动人事制度改革，抑或是1998年开始推行的"三项改革"（即医疗保险制度改革、医疗卫生体制改革、药品生产流通体制改革），骨科都从来坚定地站在推进改革的立场上，敢于尝试。骨科在工作中不容犯错，但在改革中也不怕试错。

这个时段内的改革，究其根本，最核心的就是配合我国建设社会主义市场经济的大背景、大环境、大趋势。所以如何完成市场化的转变，如何在保证社会主义医疗不变色的前提下实现市场效益，成为对医院和科室的重大考验。

基于科室的技术和声誉，骨科并不缺乏可开发的市场潜力，反而有着很强的创收能力，经济上为医院作了较大的贡献。早在1992年的改革初期，经过科室合理收费、节约开支，就能为医院每月创收约一百万元。1993年全年创收也达一千余万元，相当于全院总收入的五分之一以上，成为医院改革阶段的中流砥柱。[1]在此基础上骨科更进一步，严格执行医院推行的劳动人事制度改革，推行经济核算制度，将工作的质量与分配挂钩，拉开收入差距以破除平均主义思想，强化了职工的主人翁意识、工作积极性。[2]骨科开办的进修班也凭借其先进的教学内容，取得了市场优势地位，

[1]《92年医院工作报告》，1993年1月，上海市第六人民医院档案馆藏，1992-A-039-1。
[2] 劳动制度改革后，不仅科室、医院增收了，职工个人的平均工资也得到了提高。

成为创收渠道。如 1996 年，科室接受进修医生人数就达 39 名，占全院 25 个接受进修科室总接受人数的四分之一以上，进修费收入也达 116305 元，占全院接受进修总收入的 36%；1997 年，科室接受了进修医生 42 人，占全院总接受人数的近三成，进修费收入为 150741 元，依旧占全院接受进修总收入的 36%；在经济创收和人才培养两个方向上，骨科都在六院内拔得头筹。[1]

市场化一方面需要努力"开源"增加收入，另一方面也需要适当"节流"控制支出。骨科严格执行医院 1994 年开始推行的新医疗设施设备管理制度，对器材和药品进行细致的库存记录和使用登记，大大减少了浪费，包括积极开展的外固定支架回收工作，也节约了大量器材。此外还强化了对病史、账目记录的监管力度，杜绝了错记、漏账现象。[2]

市场效益上的成功，没有让骨科迷失自身的公共责任意识，反而让骨科具备更加坚定的信念与实力去创造社会效益。1994 年，由上海市档案局、上海市档案馆以及上海市档案学会主办的"上海档案珍品展"顺利举行。该展览为了展示上海这座城市自建县到当代的漫长历史中独特的发展历程、文化传统，从上海各单位与档案馆的一千多万卷档案中遴选出 103 组珍品，向社会公开展出，在上海市民群众当中引起了热烈的反响。骨科积极配合展出需要，按主办方需要，为展方送去了第一例"断肢再植"的主人王存柏的病史，并且尽可能地提供可以应用在展览当中的信息。最终，这例医学史上的奇迹，与我国的第一架电子计算机、我国自主研制的"长征四号"

---

［1］《1996 年科教工作总结》，1997 年 1 月，上海市第六人民医院档案馆藏，1996-B-039-2。

［2］《医院 1994 年工作总结》，1995 年 1 月，上海市第六人民医院档案馆藏，1994-A-026。

运载火箭等举世瞩目的科技创新，共同被列入展览中的第三部分，反映解放后上海的重大科技成果。展览取得了极其轰动的效应，群众在被科普了这些新中国的伟大成就之后，纷纷表示更加确立了民族自豪感，增强了爱国意识与社会凝聚力。[1]

1998 年，我国台湾方面的医院和医疗企业邀请曾炳芳前往台湾荣民医院、长庚医院等处作友好访问与学术交流，虽遗憾最终因故未能成行，但表明了两岸医学界对六院骨科、对曾炳芳的一致认可，也表明了两岸友好人士对加强两岸技术与人才联系的期待。骨科另一位医生于晓雯在当年稍晚补足了这个遗憾，她受我国台湾关节重建医学会的邀请，前往参加由荣民总医院举办的人工关节研习会，并参观了各教学医院，分享、交流了科室在关节疾病方面的技术与经验，促进了两岸医学事业的共同进步、科技知识的相互往来。[2] 2005 年新病房大楼落成之际，在新大楼新硬件的加持下，骨科主持召开了"上海国际骨科研讨会"。除了许多国内专家出席以外，会议还邀请了十余位英语世界的骨科专家前来讨论，促进了国内外医疗工作者在创伤骨科领域中的交流，以医疗和学术为纽带，拉近了东西方知识分子间的距离。这也是骨科热心学术交流的一大动力，通过学术与技术的传播促进文化交流，推动两岸关系、国际关系的友好往来。[3]

六院骨科人用实际行动在国际舞台上书写着中国医务工作者的形象。2004 年，印度洋地震海啸发生后，罗从风带着技术和设备奔赴受灾的泰国普吉岛，在国境线之外救治伤员，既展现了医疗面前不分国籍、种族的

[1]《上海档案珍品展》，1994 年，上海市第六人民医院档案馆藏，1994-A-029。

[2]《曾炳芳等三人前往台湾友好访问的请示》，1998 年，上海市第六人民医院档案馆藏，1998-B-023。

[3]《2005 年大事记》，2005 年 12 月，上海市第六人民医院档案馆藏，2005-A-40-1。

人道主义精神，也体现了我国作为负责任国际大国在重大自然灾害面前的担当。[1]

4.2 传承优良医德医风

要打造一支勇于推陈出新、敢于承担责任的医疗队伍，必须在科室内做好医德医风建设工作。尤其是在这个充满变化与机遇的阶段，更需要医护人员保持良好的职业道德操守。作为具有良好而又深远的医风传承的科室，骨科在医风医德问题上历来重视前辈的传承，重视领导干部和老专家的模范作用。在改革的阶段也只有在医术医德上都为人所信服的领导，才能稳步推进改革措施。因此，科室领导作为优秀、坚定的医德模范的作用进一步被凸显出来。

身为科室主任，于仲嘉以身作则、作风正派，因此科室成员都能很好地团结在他周围，并且信任他全面主持科室工作。例如在人事改革时期，在管理权力和责任由医院向科室转移的过程中，科室领导层在人员任用、组织协调等问题上具有了比以往更灵活的自由裁量权。出于专业精神和要求，他在科室内坚决地反对论资排辈，提倡量才授职，这正与改革中所强调的对专业技术人员实行评聘分开的原则相契合。在他的力主、力推下，骨科迅速落实了医院推行的更科学的考核制度，加大医疗技术能力的比重。新制度规章清晰、奖惩分明，有他的公正落实更是得到了科室内广泛的认同，使得骨科在提拔实干人才、重用拔尖人才上都有了更明确的依据和标准可循，很好地调动了医护人员的工作积极性。

到1995年时，于仲嘉这位模范医生、模范教授，已经在医疗岗位上兢

---

[1] 上海市地方志编纂委员会编：《上海市第六人民医院志》，上海科学技术文献出版社2021年版，第232页。

兢兢业业地贡献了整整五十个春秋。作为医术医德双馨的业内老前辈，于仲嘉从医五十周年，对国内医学界尤其骨科学界而言是值得纪念的一件大事。为此，《人民日报》社科技记者何黄彪、上海市第六人民医院院长林发雄将国内各大报纸、杂志反映于仲嘉的报告文学、通讯、电影剧本汇编，并精选他在国内外发表的数十篇重要论文，还收集了他获得的国内外各种奖励的证书、奖状以及其他学界著名医学专家对他的评价文章，将这些汇编成《造手大师》一书，交付科学出版社出版发行。该书反映了于仲嘉作为医疗工作者的崇高理想，体现了他实现理想过程中的艰难攀登，讲述了他为医院、为社会、为国家、为人类作出重大贡献的壮丽人生，对读者了解医学事业、提振民族自信心有积极的影响。杰出的无产阶级革命家、我党经济工作的卓越领导人、四次担任国务院副总理的薄一波同志亲自为该书题写书名，并作了"显微外科的杰出战士、中华民族的骄傲"的贺词。其后上海科学教育电影制片厂的王为光导演也基于此，指导了同名电影科教片，并一举斩获 1995 年的中国电影"华表奖"优秀科教片奖项。

为了纪念于仲嘉从医五十周年以及《造手大师》的出版，1995 年 6 月 22 日在人民大会堂山东厅举办了座谈会，时任全国政协副主席马文瑞同志、卫生部副部长殷大奎同志等领导莅临座谈会。各位领导高度赞扬了于仲嘉的贡献，并表示，随着改革开放的不断深入和国际竞争的日益激烈，从党和政府对我国知识分子的要求出发，从时代和人民所交付的重任出发，六院和骨科都应当为发展科学技术培养领军人才、为我国医疗卫生事业作出更大的贡献。

有老主任于仲嘉以身作则，骨科涌现出一批具有突出表现的医护人员，并纷纷获得各级先进、表彰。比如赶赴宁波的联合医院工作、无私传授技术的技术骨干蔡培华医生，又比如乐于学习、进步迅猛的青年新人鲍琨医生，还比如工作勤恳、带教仔细的陈桂珠护士……[1]人人都以于仲嘉为楷模，人人力争传承骨科的优良医德医风。曾炳芳凭借其医术、医德，更是荣获1992年上海市"十佳中青年医师"的奖项，但在这位朴实谦逊的医生自己看来，他只不过是认真践行了一位医疗人员的道德操守与职业规范。

在1946年的夏天，曾炳芳出生于福建莆田的一个普通农家，他扎实的医学知识、精湛的医疗技术，全都是凭借自身的勤勉刻苦一点点学习得来的。也正因此他更加珍视自己的医术能为病人、为社会所作的贡献。为了将一名孕妇的右臂保全下来，他曾经连续开展手术17个小时。这条手臂因卷进机器而严重损伤，肌腱、骨骼都大面积地暴露在外，这样的患肢植皮成活率极低，就理论上来说极难修复，如果要进行手术，医生需要承担巨大的失败风险。但是曾炳芳不计较个人名誉得失和手术辛劳，为了病人能有健全的手臂去工作、生活，他硬是担着风险毅然决定实施手术。最终，手术圆满完成，这位患者得以用健全的双手去拥抱即将到来的新生命、新生活。他也曾果断运用向于仲嘉学来的"桥式交叉吻合"断肢修复技术，将一名8岁孩童因车祸导致畸形的左腿恢复正常。被大卡车碾过的左腿，原本胫腓骨都已经开放性粉碎性骨折，大面积皮肤都受到了极为严重的撕脱伤，两年的时间让这条腿遍布疤痕、形状扭曲。正是曾炳芳秉持救死扶伤的医者本心，用精湛的显微外科技术挽救了这条腿，避免了这名孩童因瘸腿而错过美好人生的悲剧。无数次地，受到他帮助的病人都想要好好酬谢这位好医生，但是他秉持着高尚的个人情操、遵守着清正的职业准则，又无数次地谢绝了病人各种形式的财物或劳务回报。对他而言，为病人辛

---

[1]《骨科先进事迹》，1995年2月28日，1993年12月，上海市第六人民医院档案馆藏，1995-B-028。

苦和操劳，只是对"治病救人、救死扶伤"信仰的朴素实践。[1]

在于仲嘉、曾炳芳等科室主任、核心小组成员的先后表率作用下，骨科的医务人员确实在科室内树立起了崇高的道德标准、理想信念。但是在强调模范的重要作用的同时，骨科也重视制度和组织对人的塑造、督促作用，积极通过集体来推动高尚医德医风的传承。

1989 年，正值新中国成立暨上海解放四十周年、五四运动七十周年，是上海市卫生系统迎来新生第四十年，也是白求恩同志逝世五十周年。六院开展了向国际共产主义战士白求恩学习的活动，将学习白求恩精神与十三届四中全会精神相结合。认真学习了江泽民同志的讲话、白求恩同志的事迹，骨科医护人员努力提高政治素质，进一步坚定国际主义和共产主义的远大理想、坚持卫生工作的社会主义方向，落实邓小平同志关于医务人员要"做白求恩式的革命者、做白求恩式的革命家"的指示。[2]

1993 年，医院修订、推行了新的医护人员职业道德行为规范。[3]科室加紧组织医护人员展开学习，在工作中时刻注意遵守规范，为前来就诊的患者提供更规范的、更合乎时代需求的服务。行为有了规范，组织也要可靠，组织素养过硬能让集体团结有力。科室注重利用晨会和党、团员组织生活的方式对全科同志进行教育，提高医护人员为病人服务的自觉性、积极性，提升服务水平与质量。对病人的服务也确实得到了高度赞扬，骨科的满意度经院内外多次抽查均达 90% 以上，最高达 95% 有余，科室在 1992

---

[1]《曾炳芳被评为上海优秀中青年医师表格》，1992 年 7 月 28 日，上海市第六人民医院档案馆藏，1992-A-090。

[2]《关于广泛开展向国际共产主义战士白求恩学习的通知》，1989 年 11 月 16 日，上海市第六人民医院档案馆藏，1989-B-025-5。

[3]《市六人民医院职业道德行为规范》，1993 年 2 月，上海市第六人民医院档案馆藏，1992-A-008。

年举办的"满意在六院"竞赛中也取得了好成绩。[1]科室人员全心全意为病人服务，坚持廉洁行医，不求个人名利的回报。根据不完全统计，科室医护人员在被上海市卫生局评定为年度先进集体的1992—1993年两年间就主动退还病人红包四十余人次、金额共计八千余元，收到表扬信二十余封、锦旗三十余面。[2]

在两位主任的模范带领下，在科室重视集体利益、推崇学习传承优良医德医风的氛围中，骨科医护们齐心协力、同心同德，除科室获得的集体荣誉外，还有多位成员获得了个人荣誉称号与奖项（见表6）。

表6　1990—2005年间骨科医护人员所获部分个人荣誉称号与奖项[3]

年份	个人荣誉称号／奖项	获得者
1992	上海市"三八红旗手"	姜佩珠
1992	上海市劳动模范	于仲嘉
1992	上海市优秀中青年医师	曾炳芳
1997	上海市医学荣誉奖	于仲嘉
1998	上海市科技功臣	于仲嘉
2001	上海市"新长征突击手"	杨　健
2001	上海市徐汇区徐光启科技奖	于仲嘉
2003	上海卫生系统"银蛇奖"	张先龙
2004	上海卫生系统"十佳医生"	姜佩珠
2005	上海交通大学医学院院长医疗奖	姜佩珠

[1]《"满意在六院"活动安排》，1992年，上海市第六人民医院档案馆藏，1992年，1992-A-096。

[2]《市六院92—93年度先进集体事迹材料》，1993年12月14日，上海市第六人民医院档案馆藏，1993-A-014-15。

[3] 上海市地方志编纂委员会编：《上海市第六人民医院志》，上海科学技术文献出版社2021年版，第232页。

第五部分

2005—2022

1. 建制沿革

1.1 规模的扩大与亚学科的设立

进入 21 世纪，随着接诊的病患持续增长和病种的多样化，六院骨科规模不断扩大，专业分工日趋细致，新的研究和教育平台先后在六院设立。

20 世纪 90 年代中后期，时任骨科主任的曾炳芳意识到，随着时间的推移和社会的进步，骨科创伤的病例将会减少。骨科以急诊为中心的专业运作模式不能长久，应及早做好准备，应对疾病种类的改变。这一时期，骨科不断引进人才，开始分出专门处理择期病例的亚学科，通过试运行的方式，为未来学科的建设和发展摸索途径、积累经验。

2001 年，经过擂台赛竞争，骨科成功入选上海市临床医学中心建设项目，卫生局发文（沪卫科教〔2001〕15 号文）宣布，经上海市临床医学中心建设领导小组审定，六院骨科列入上海市临床医学中心重点建设计划，成为"上海市创伤骨科临床医学中心"，从形式上奠定了骨科在上海的领头羊地位。

2002 年，骨科正式开始专业分科的历程，首先分出了修复重建外科及关节外科。同年，六院骨科与国际"内固定研究学会（AO）"的合作也有了里程碑式的发展。上海市创伤骨科临床医学中心闻名遐迩，与国际知名学术组织"内固定研究学会（AO）"建立密切关系是很自然的事。经过近六年时间的相互沟通和了解，AO 决定在中国建立培训中心，传播 AO 的理

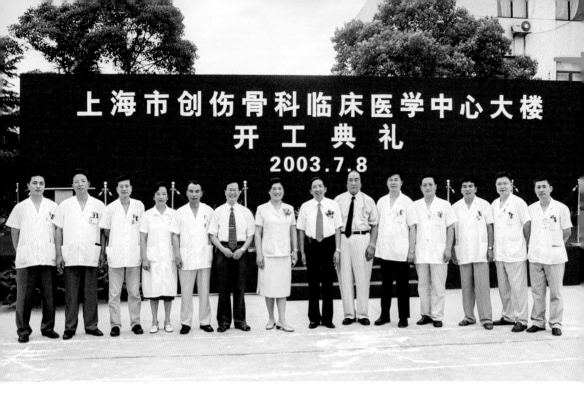

念和技术，造福创伤病人时就看中了骨科。2002 年 5 月 23 日，"AO（中国）创伤骨科培训中心"正式在六院成立，时任国际内固定研究学会国际部主席鲁蒂专程到沪参加揭牌仪式。

在 2003 年的搬迁和扩建之后，骨科临床医学中心的组织结构进一步完善，在修复重建、关节外科的基础上，建立了关节镜外科、矫形外科、脊柱外科和创伤外科四个亚学科，各专业有了负责人，明确了专业发展的方向，实施中心主任领导下的亚学科主任负责制，各亚学科建设发展良好。

2005 年创伤骨科病房大楼竣工。骨科设修复重建外科、创伤外科、关节外科、脊柱外科、关节镜外科、矫形外科，共 6 个专业 9 个亚学科，另加一个特需病房，总床位 401 张。同年，3 月 3 日，经上海交通大学［沪交内（人）（2005）24 号文］批准在六院成立上海交通大学创伤骨科研究所，曾炳芳任所长，张长青、罗从风任副所长。2006 年，曾炳芳卸任副院长，专任骨科主任，副主任有张长青、蒋垚、柴益民、张宝云、张先龙、罗从风、赵金忠。

2007年，六院骨科和上海市瑞金医院、第九人民医院及新华医院骨科联合申请获批国家重点学科（骨外科）。2010年，六院骨外科成为卫生部国家临床重点专科，六院设立小儿骨科，调整矫形外科改为骨肿瘤科。同年，曾炳芳卸任，张长青接任骨科主任，副主任有柴益民、张先龙、赵金忠、罗从风。2011年骨科根据病种及市场需求适度调整学科布局，设立运动医学亚学科即足踝等亚专业。2012年，骨外科学（上海市创伤骨科临床医学中心）入选上海市"重中之重"临床医学中心B类。2013年关节镜外科更名为运动医学科，并成为首批国家临床重点专科。同年，张长青担任六院副院长，骨科主任之职由柴益民接任。2014年成为急诊医学科—急性创伤急救中心、运动医学国家重点专科。

在综合性医院里，骨科最早建立亚学科的就是六院，如今这里建起了一支骨科"航空母舰"。六院是华东地区，乃至中国南方地区最大的骨科中心。目前骨科核定病床466张，实际开放病床580张，拥有修复重建、创伤、关节、脊柱、运动医学、骨肿瘤、足踝及小儿骨科8个亚学科12个病区。六院骨科的规模不断扩大，从2010年到峰值的2021年，六院骨科医生数量从98人扩充至199人。这期间骨科每年接诊的病患逐年增长：出院人数从17792人次跃升至32676人次；手术量从20754台飙升至51665台；门诊数量从28万人次增长到71.5万人次；急诊人数也从6.1万增至11万。根据申康2016年发布的数据，上海全市35%的疑难病例在六院诊治。骨科四肢手术量及疑难病例数位列上海第一，脊椎手术数量列上海第二。申康2020年2月发布的数据显示，六院骨科全髋、全膝关节置换数量上海全市第一（分别占上海市总量的34.8%和28.9%），椎间盘手术量占上海全市

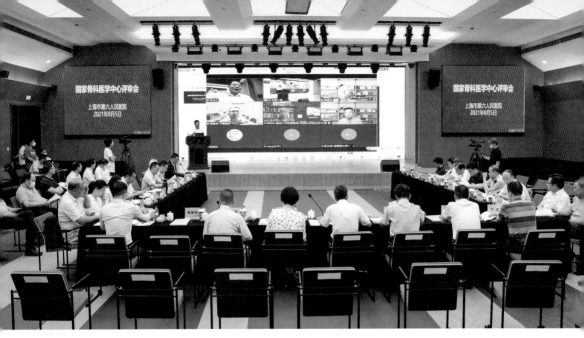

2021 年 8 月 5 日，国家骨科医学中心评审会

第二（18.9%）。与此同时，六院髋关节置换的药费均次上海全市最低，膝关节置换和椎间盘手术的药费均次上海全市次低。在复旦大学医院管理研究所发布的中国最佳医院排行榜和中国医学科学院发布的中国医院科技影响力排行榜上，六院骨科长年名列前茅。在 2022 年中国医学科学院发布的中国医院五年总科技量值（ASTEM）排名和 2021 年度中国医院科技量值（STEM）排名中，六院骨外科学均位列第一。

六院"十三五"骨科临床诊疗中心基建项目于 2017 年 3 月取得沪发改社（2017）9 号关于《上海市市级建设财力项目建议书批复表》，获准建设上海市第六人民医院骨科临床诊疗中心，建筑面积 78388 平方米。建成之后，六院骨科的规模将进一步扩大，预计设置 601 张病床、40 间手术室。借此契机，骨科学科布局也将进一步优化。在现有亚学科的基础上，建立肩、肘、髋、膝、骨盆等亚—亚专业，设关节外科分髋、膝关节外科，脊柱分颈椎、腰椎、微创及创伤专业，创伤、修复、肿瘤、足踝、小儿及运动医学等亚专业，解决疑难危重急病，做到精准医疗。

2022年12月30日，六院骨科再添殊荣。国家卫生健康委员会网站发布《国家卫生健康委关于设置国家骨科医学中心的通知》(国卫医政函〔2022〕225号)。根据《通知》精神，上海市第六人民医院获批国家骨科医学中心。

1.2 管理方式的革新

进入21世纪以来，病患增多，医疗资源有限，"看病难、看病贵"成了医疗体系面临的重大问题。病患争相到大医院看病导致了大专家治小病、医疗资源浪费等问题。为此，国家推行了多轮的医疗机构改革，六院骨科作为上海市和全国的重点学科，在科室和病房管理方面也率先推行新措施。缩短平均住院日是城市大医院改革的突破口，是充分利用卫生资源，提高社会效益和经济效益的重要途径。2005年左右，六院在业务管理过程中以缩短平均住院日为核心，以提高医疗绩效为目的，在保证医疗质量的前提下，采取了缩短平均住院日的一系列措施。骨科在接诊人数不断增长的同时，平均住院天数不断下降，从2003年的19.55天，下降到2007年的10.45天。2015年前后，这一数字控制在6—7天，而到2021年，平均住院天数进一步减至5.1天。这反映出医院医疗质量和效率，以及医院管理水平的高超，在医疗条件有限的情况下，让更多的患者得到治疗。

日间病房和日间手术的开设是缩短住院时间、增加接诊病人的重要措施之一。2007年起，骨科率先开设日间病房和日间手术。由此，骨科中小型手术病人等候手术的时间大大缩短，住院费用也有所下降。日间手术选择一定适应证的病人，在2.5—3.5个工作日内安排病人的住院、检查、手术、术后短暂观察、恢复和办理出院。与同类骨科常规手术相比，患者的住院费用减少了20%到35%，平均住院日缩短2—3天，收到了明显的效果。面对病人数量多、医疗资源有限而造成的看病难问题，缩短平均住院日、加快床位周转率是城市大医院改革的突破口，是充分利用卫生资源、提高社会效益和经济效益的重要途径。日间病房和日间手术的开设便是一个有效方案，在一定程度上缓解了"看病难"的问题，创造了较大的社会效益。2008年，创伤骨科临床医学中心率先在全院实施电子病例管理，方便了病例管理。

与此同时，科室内部管理机制也在不断优化。2009年科室计划加强学科领导班子的建设，在正主任领导下切实落实常务副主任的责任和职责，亚学科主任全面负责专业病人的诊断、治疗和服务，并负责科室的医疗业务考核、收入核算和分配，加大对亚学科主任的考核和考评力度。急诊强化带组副主任医师技术管理的职责，及时准确处理、妥善分流，确保收治。2013年，骨科制定《骨科工作制度》，从质量管理监控、科室质量考核、病史质量管理、核心小组会议及科务会议、手术操作权限管理、查对、会诊、药物不良反应上报、病人随访、疑难危重病例讨论、六本台账管理、医患沟通、医疗纠纷处理及防范、医疗意外预案、业务学习、新职工培训、进修医师培训、劳动纪律及奖惩、事故差错处置这19个方面，全面、系统地规范科室工作。

《骨科工作制度》逐层规定各级医护人员的职责。中心主任和副主任在院长领导下，负责中心的医疗、教学、科研及行政管理工作。制定中心的工作计划，组织实施，督促检查，按期总结汇报。亚学科主任在中心主任领导下，负责亚学科的医疗、教学、科研及行政管理工作。亚学科主任对科室各项工作负全责，根据中心的整体规划，制定亚学科的工作计划，组织实施，督促检查。常务副主任受科主任委托，实施对科室各项工作的管理。副主任对科主任负责，完成科主任委托的各项工作。（副）主任医师在科主任领导下负责本专业的技术建设和发展，在更新自己学科知识的同时，加强对下级医师的培养，指导本专业医疗工作，根据科室安排，参加门急诊工作。

骨科的医疗工作大体可分为门诊、急诊和病房三大块。普通门诊每月派一名副主任医师和六名主治医师应诊，指定一位副主任医师负责门诊工作，合理安排，保证周一至周六每天有5人应诊，其中至少有1名副主任医师；择期手术的科室每周一至周五各派一位主治医师看专科门诊；专家门诊由中心统一安排，每天都有各个专业的主任应诊。

急诊工作由创伤三个亚学科轮流应诊。具体由亚学科主任负责安排和管理。上海创伤骨科中心有两组队伍在负责创伤急救，每个队伍十几个医生，一组负责单纯性骨创伤，一组负责手外伤和严重的开放性损伤伴有皮肤缺损、血管损伤患者。他们每天基本上都是忙通宵，确保任何时候都有最强的医护力量抢救伤员。

病房实行中心主任领导下的亚学科主任负责制，亚学科主任对各专业的病人的诊治负全责。副主任医师对本组的病房管理工作负全责，组织安排本组日常医疗工作，完成科室下达的各项考核指标，遇医疗问题应主动向正主任医师报告，接受指导，根据科室要求向主任汇报工作。主治医师在副主任医师领导下搞好本病房的管理和医疗工作，带教住院医师和进修医师，检查并修改下级医师书写的病史，参加科室安排的各项医疗活动。

住院总医师由科主任委派，协助科主任具体处理日常医疗行政事务，做好各项记录，组织调配人员，确保急诊工作，协调入院病人的收治，切实保证病房使用率。主持晚交班并带领住院医师及进修医师进行晚查房。住院医师根据科室安排参加病房、急诊工作。深入病房，及时完成病史书写，做好各项记录，从事力所能及的手术和医疗操作。

自2013年以来，学科不断深化及完善亚学科及带组组长负责制下的绩效考核，进而优化了病种结构，提高疑难危重病人的比例。这不仅提升了科室的绩效，也符合三级医院回归诊治疑难重症的功能定位的改革趋势，有效利用医疗资源。

1.3 分级诊疗制度与医疗联合体构建的实践

2000年，医院为贯彻落实国务院办公厅转发八部委的《关于城镇医药卫生体制改革的指导意见》、上海市卫生局下发的《上海市医疗机构联合重组的若干意见》精神，研究和实践不同行政隶属关系医疗机构之间的合作，进一步推行医疗体制改革，在上级领导下，对于医疗集团改革创新作积极探索。此后，"上海市第六人民医院联合共建医院"成立，六院骨科先后对上海市第八人民医院、金山区中心医院和奉贤区中心医院的骨科进行托管。六院骨科的技术和管理机制由此引入集团医院，促进了相关医院科室的发展。2009年，六院东院开始运行，在六院骨科任职多年的范存义到东院担任副院长。2018年10月以来，骨科"柴益民教授团队工作室""张先龙教授团队工作室"和"施忠民教授足踝外科团队工作室"先后进驻东院，配合六院"一体两翼，协同发展"的总体部署和要求。

上海也是床位分类管理的试点地区。三级医院往往一床难求，二级和一级医院床位使用率则较低。上海市八五医院、消防医院、九亭医院、田林医院成为六院骨科的后疗基地。病患在六院完成主要治疗之后，转入后疗基地康复。从病人的角度看，这避免了病人在身体机能尚未完全恢复的情况下被迫出院，保证治疗和康复的效果，康复医院的住院费用也较低。从医院的角度看，六院骨科因此可以接受更多的病患，同时带动了二级医院的发展，医疗资源得到更有效的利用。

另外，为了扩大高水平医疗技术的辐射范围，让优质医疗惠及更多民众，让老百姓在家门口就能享受到更高质量的创伤医疗救治服务，近年来六院与外省多家医院展开合作。2017年，六院与海口市政府共同建设了海南省内唯一一家骨科与糖尿病公立三级专科医院——上海市第六人民医院海口骨科与糖尿病医院。2018年该院开始运营，骨科向其派驻专家，在岛内开展先进的骨科手术。2020年9月22日，六院与福建省人民医院签署合作协议，双方将合作共建国家创伤区域医疗中心。2021年6月，国家第二批立项项目"上海市第六人民医院安徽医院"获得国家发改委正式批准，依托中国科大附一院北区创伤中心建设。合作共建将充分发挥六院在创伤类疾病的预防、诊疗、科研、人才培养等方面优势，带动安徽创伤类疾病整体诊疗水平提升。

到2023年，六院拥有骨科医疗联合体和技术支持医院27家，并建立了符合骨科疾病诊疗特点的分级诊疗体系，包括医疗集团医院5家、技术合作医院19家，以及对口支援医院3家。通过学术交流、继续教育学习班、进修、远程会诊、送医下乡等多种形式，为医联体及基层单位提供人才培训的机会，将先进的技术下沉到基层，提高基层医院的服务能力和水平，扩大了三级医院的服务半径，起到了引领分级诊疗技术的作用。

2. 科研发展

随着规模的扩大和新人才的引进，骨科不仅传承着前辈的知识和技术，而且在临床应用和基础研究领域不断创新，扩大了显微外科的适应证，开拓了显微外科的新技术，发展出独具特色的技术。

2.1 保髋及其相关技术的发展

近二十年来，张长青及其团队聚焦股骨头坏死，展开基础研究及临床技术攻关，建立原创手术式，形成了针对各期坏死的阶梯化治疗体系。张长青选择吻合血管游离移植腓骨治疗股骨头缺血坏死作为主攻方向。股骨头坏死是股骨头血供中断或受损，引起骨细胞及骨髓成分死亡及随后的修复，继而导致股骨头结构改变、股骨头塌陷、关节功能障碍的疾病，是骨科领域常见的难治性疾病。股骨头坏死的致残率非常高，若不经合理治疗，60%—70% 病例将于两三年内发生髋关节残疾。

传统的治疗会采用开刀切除坏骨，换上人工骨。不过这种治疗方法价格昂贵，而且更适用于末期股骨头坏死。而对于早中期的坏死，临床上一直没有有效的治疗方法。张长青率先尝试将吻合血管的游离腓骨移植技术应用于早中期股骨头坏死的治疗中，即截取人体自身一小段带血管的腓骨，去移植"填充"并"激活"坏死的股骨头。位于小腿的腓骨不起承重作用，经过数万例的病人证实，切除腓骨并不会对人体产生明显的不良影响。腓骨在骨科重建外科中起到非常重要的组织修复作用，包括骨缺损、骨畸形，甚至美容的时候做的重建下颌骨都可以用到腓骨移植技术。而在股骨头坏死但还不存在变形之前，将带血管的腓骨移植到坏死的股骨头里，能够起到重建血供的作用，并且腓骨能够提供有活力的骨和血管形成细胞，保障了力学性能，最终可以达到保留自体的股骨头、维持有功能的髋关节的目的。这项技术避免或延缓了人工关节置换。2001 年，张长青就为一名 18 岁的女性进行了"腓骨移植"手术。病人经过手术后痊愈，避免了落下终身残疾的命运。

2000 年以来，张长青及其团队一直在相关科学技术方面开拓创新，创造性地改良了原有手术技术，从根本上突破了此技术的限制瓶颈。传统游离腓骨移植治疗股骨头坏死技术存在一些缺陷，包括获取带血管蒂腓骨切口长、时间长、损伤大，小腿供区和髋部并发症发生率较高，技术难度大、

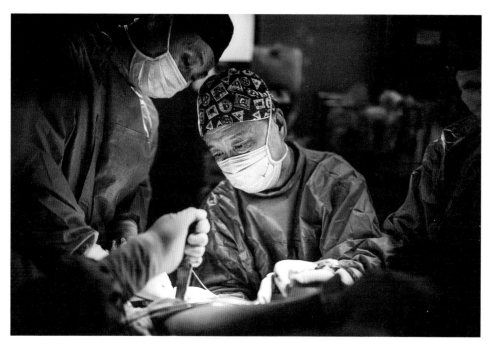
张长青教授为患者进行手术

两组医师同时手术。针对这些问题，张长青在国际上首次提出切取游离腓骨三步法，即先离断腓骨，再解剖周围结构，最后显露血管并切取腓骨。三步法使得取游离腓骨手术时间从平均 1 小时大幅缩减至 15 分钟，且初学者在短期内即可掌握。

另外，传统的腓骨移植术存在清理坏死病灶路径过长、股骨头容易被打穿的问题，而这正是髋部并发症的诱因。对此，张长青首次建立髋前入路腓骨植入技术，改变了切口位置，减少了手术创伤，简化清理坏死灶步骤，减少了髋部并发症的可能。他还将游离腓骨移植技术应用于 30 岁以下年轻人末期股骨头坏死的治疗中，因为这些患者自身的修复能力较强，即使已经处于股骨头坏死末期，手术仍有可能取得成功。

因为在这一领域取得的突出成绩，张长青在 2013 年荣获上海市科技进步一等奖。"游离腓骨移植治疗股骨头坏死"被写入《国际股骨头坏死疾病治疗指南》和中华医学会骨科学分会关节外科学组的《股骨头坏死诊断和治疗指南》中，获得国内外同行的高度认可。

此后，张长青团队依然继续着对股骨头坏死的研究。上述技术被进一步发展总结为旋转式带血管蒂游离腓骨切取术和髋前入路股骨头坏死腓骨移植修复术。为了更加方便快捷地清除股骨头坏死病灶，降低手术创伤，团队还根据上述手术方式设计了特定的专用工具。他们综合患者腓骨直径、股骨颈粗细及坏死病灶面积不同设计了直径分别为 12 毫米、14 毫米、16 毫米、18 毫米的专用磨头，并根据手术需要开发了专用工具箱，实现了专利的转化，便于该术式的推广与应用。

到 2017 年，张长青又创造性地提出采用自体肋软骨移植技术，以修复重建股骨头坏死病变软骨面。当时，19 岁的小陈因车祸导致了股骨颈骨折，后又因股骨头病变引发了关节脱臼。对于病患来说，人工关节置换为时尚早。而这一病例的另一个难点在于，他的骨头可以修复，但骨头表面的软骨，以往一直是技术难题。传统关节软骨修复方法面临着取材来源有限、供取软骨损坏和移植软骨脱落等问题。寻找理想修复材料，重建可靠骨软骨界面是关键。经过不断研究实践，张长青主张，肋软骨的组织结构与关节软骨相同，这使得手术医生能在充分清除坏死股骨头骨组织坏死病变的同时，重建变性剥脱的软骨面，让保髋治疗患者的髋关节功能在术后得到良好改善。手术取得了良好的效果。肋软骨在移植入软骨缺损后，可以和骨床之间重新形成可靠的生物性结合界面，这一发现是具有历史性突破的。而利用自体肋软骨移植进行大关节修复重建更是世界首创。

在游离腓骨移植术的基础上，张长青团队还革新了股骨颈骨折后骨不连术式。血运差和骨质缺损是股骨颈骨折后骨不连的治疗难点。张长青团队通过前期游离腓骨移植术治疗股骨头坏死的大样本回顾性分析发现，原本骨质疏松或处于塌陷状态的股骨头，在经过游离腓骨移植术后其骨质逐渐增强，原有的塌陷可在长时间内处于稳定状态。该现象提示游离腓骨不仅可以改善股骨头区的缺血状态，其稳定的力学支撑也可为骨质沉积提供条件。因此，在传统内固定的基础上结合带血管蒂的游离腓骨移植，针对股骨颈骨折骨不连血运差、骨质缺损的难点，有可能成为该问题的突破口。基于以上推理，团队提出骨质与血供双重建理念，建立了骨折复位＋内固定＋吻合血管的游离腓骨移植的关键技术。首先通过髋前入路显露股骨不连部位，清理骨不连的疤痕并在直视下进行复位；其次根据股骨近端和股骨头原有钉道及骨质情况固定骨折断端；最后在股骨颈前方开槽并植入带血管蒂的游离腓骨，并从前方吻合血管。长达六年的临床随访资料显示骨不连治愈率达95%，超过欧美目前流行的转子下截骨80%的治愈率，达国际领先水平。不仅如此，经过空心钉或锁定钢板结合带血管蒂游离腓骨移植治疗的股骨颈骨折不连，其最大特点在保留了股骨近端的解剖形态，对步态，肌力及髋关节活动范围有最大程度的保留。

目前六院骨科针对早中期、青少年中晚期坏死及股骨颈骨不连形成了以游离腓骨技术为核心的一整套中晚期保髋外科技术体系，这极大地提高了中国股骨头坏死治疗和研究水平，具有显著的社会效益和科学意义，疗效达国际领先水平。相关临床研究荣获2016年中华医学科技奖一等奖。2001年以来，六院施行的股骨头坏死与骨不连治疗手术总量近五千例，年手术量约四百例。保髋手术量超过美国最大的保髋中心杜克大学，实现全球第一。保髋率由59%提升至86%，在国际上处于先进地位。股骨颈骨不连治疗成功率达93.6%，国际领先。

2.2 保肢技术的突破

作为断肢再植的发源地，断肢的保留、修复和再造是六院骨科的传统强项。经历了几代六院人的共同努力，显微外科技术经过数十年的创新与发展。如今科室每年都能完成超过 1000 例"断肢再植"手术，在全世界面前独占鳌头。在六院骨科柴益民的带领下，断肢、断掌、断指（趾）再植技术及各种组织皮瓣移植修复术已相当成熟，具备再植条件的手术成功率更是越来越高。

六院骨科每年都要接诊大批遭受严重肢体创伤的病患。面对这样的病患，截肢手术相对容易，但会给患者带来终身残疾之痛。保肢意味着极其复杂、漫长、多次的手术和巨大的风险，要求高超的技术，而如果成功，将让病患免于终身的伤残。现任骨科主任柴益民就是严重肢体创伤保肢治疗领域的佼佼者。六院在这方面有着深厚的积累和成熟的技术，而柴益民依然看到进一步改进的空间。肢体严重开放伤的一个保肢前提是使创面获得足够的软组织覆盖。既有的手术方法包括局部皮瓣转位术、岛状皮瓣转移术、游离皮瓣移植术、Flow-through 技术、穿支皮瓣移植术等。传统的局部皮瓣旋转往往难以修复大面积皮肤软组织缺损。游离组织瓣移植则是别处移植一段带大血管的骨、皮肤、肌腱等复合组织，移植同时带大血管是为了保证移植物的存活率。但这类手术难度较大。

针对这种情况，柴益民在断肢再植技术的基础上，结合显微外科技术，开创了穿支组织瓣移植术。2001 年他结合皮神经营养血管皮瓣与穿支皮瓣两种术式，首次提出"穿支蒂皮神经营养血管皮瓣"的概念。皮神经营养血管皮瓣术式具有设计灵活、手术简便、不牺牲主干血管的特点，其突出优势在于能够沿皮神经营养血管轴切取长距离皮瓣。沿皮神经干有皮神经旁血管网及皮神经内血管网两列纵向链状吻合血管，可以确保皮瓣长距离血供。但皮神经营养血管皮瓣存在静脉回流障碍的缺陷。穿支皮瓣的穿支血管蒂则往往包含1条穿支动脉和2条回流静脉，可形成生理性的回流途径。但由于穿支血管往往细小，供血体区不大，单纯穿支皮瓣切取面积有限，仅局限应用于躯干某些特殊区域或肢体小面积创面的治疗，很难满足肢端大面积皮肤缺损创面修复。穿支蒂皮神经营养血管皮瓣通过吻合发散的血管分支与皮神经营养血管网，扩大了沿血管网方向的轴向运行距离，又可有效避免静脉回流障碍的问题，大大提高皮瓣的切取面积和存活率。该术式需要精巧的设计。为了降低术后并发症，术前应用彩色多普勒超声仪检查穿支血管是否存在，明确其位置、走行、口径及血流状况等。以穿支为旋转轴点，蒂部皮肤切口对称，上下等宽，以便转位后直接缝合，避免皮肤折叠。柴益民主要研究小腿上的穿支蒂皮神经营养血管皮瓣，总结了腓动脉穿支蒂腓肠神经营养皮瓣、胫后动脉穿支蒂隐神经营养皮瓣、腓动脉穿支蒂腓浅神经营养皮瓣。

2013年的世界重建显微外科大会将"穿支蒂皮神经营养皮瓣"评为"近年世界十五个新技术"。柴益民也代表中国最高水平频频出席国际会议，多次作为特邀讲演人出席世界显微重建外科大会。他的研究成果被国际权威经典著作《穿支皮瓣》（*Perforator Flap*）引用。他的目标是"冲出亚洲，走向世界，带领六院骨科走上国际化的道路"。2015年，柴益民领衔的"显微外科技术修复肢体复杂缺损新策略的基础及临床研究"获得上海市科技进步一等奖。

经过三十年艰辛工作，柴益民率领保肢团队诊治患者超过20000例，明显提高了病人的生活质量，取得了巨大的社会效益，将保肢成功率提高到64.43%，显著高于文献报道的32.43%。

2.3 肘关节僵硬技术的创新

肘关节障碍曾是骨科领域的世界顽疾，相关治疗一度是片空白。多年来，范存义带领其团队敢于迎难而上，在肘关节障碍领域披荆斩棘，尤其是在肢体功能重建、神经修复和粘连防治等方面成绩突出，在肘关节功能障碍的治疗方面提出了独到的理论。他们在克服现行肘关节僵硬分型和功能评分标准不足的基础上，建立了新型肘关节僵硬分型和功能评分标准，即"上海肘关节功能障碍评分"(Shanghai Elbow Dysfunction Score，SHEDS)，具有良好的临床指导意义和应用价值。

团队对松解手术中的关键技术进行了一系列创新，包括外固定支架的改良使用、新型肌腱松解延长和侧副韧带重建等；对松解手术中的部分理念进行了更新，包括内外侧联合入路、尺神经功能强化保护、桡骨头的处理等；针对术后可能出现的并发症采取了一系列预防措施，包括塞来昔布预防异位骨化、关节内局部应用抗生素预防高危感染；首次创建肘关节松解术的快速康复综合模式，提高了康复效率；在国际骨科权威期刊上报告了我国肘关节松解术的长期随访疗效。

鉴于国内目前尚缺乏规范化、系统化的肘关节僵硬治疗方案，中华手外科杂志编辑委员会组织制定、范存义领衔撰写《成人创伤性肘关节僵硬松解治疗方案的专家共识》(简称《共识》)。《共识》涵盖了术前评估及松解手术的规范性策略、围手术期管理和术后并发症处理等，从而形成了一个完整的诊疗路径，提升了该领域的整体医疗水平，起到行业引领作用。

2.4 髋、膝关节置换术的微创化与精准化

关节外科是六院骨科最早分出来的亚学科之一。在该亚学科刚成立之

时，年轻的张先龙医生便主动要求承担髋关节置换的手术。由此该项技术的推广走上正轨，掌握全髋置换手术技能的不是个别医生，而是整个团队。1999 年关节外科创立，张先龙担任副主任。

21 世纪初，针对传统关节置换术失血多、创伤大、功能恢复慢、软组织受损等缺点，张先龙率先在国内开展小切口微创髋、膝关节置换术、髋关节表面置换，意图通过更小的暴露、改进的器械和手术技巧来实现更少的出血、更小的软组织创伤、更少的疼痛和更快的功能恢复。而微创关节置换术也存在自己的问题，如在微创全膝关节置换手术中，手术视野小、解剖标记不易辨认，这些缺陷容易造成术后下肢力线不良和假体位置安装不佳，会增加假体早期失败的可能性，影响假体远期的生存率。为此，六院骨科又在国内最早开展计算机导航辅助下的人工置换术。2006 年张先龙团队对标准人工全膝关节置换术和计算机导航辅助下微创人工全膝关节置换术进行了比较。结果显示，相对于传统手术，计算机导航的优势在于保障准确的截骨和力线、正确的假体位置和精确的软组织平衡，微创技术与计算机导航技术的结合有着广阔的前景。不过此时，这项技术的手术时间较长，在技术上仍然非常具有挑战性。2011 年，张先龙团队的相关研究"微创人工髋关节置换的解剖和临床研究及推广应用"获得教育部科技进步奖二等奖。近十年来，科室在张先龙的带领下，人工关节置换数量由每年的700 台增长至三千六百余台。关节置换的数量和质量大幅提高，达到上海第一、国内第二。近年来先后运用新材料开展了多项新技术，如：iAssite 膝关节导航系统、SuperPath 微创髋置换等，均为引领业界的先进技术。

另外，张先龙还关注关节置换术后的灾难性并发症——人工关节置换术后感染（PJI），提出了针对假体周围感染的预防、诊断及治疗的系统性优化策略。张先龙、曾炳芳和德国专家开展合作研究，于 2008 年主编出版了国内第一部关于人工关节感染的专业著作《人工关节感染》。人工关节假体感染的临床诊断当前对于关节外科医生来说仍是一个挑战，张先龙率先通过改进国外技术，在临床实践中采用超声假体裂解液结合血培养方法，大大提高 PJI 病原的检出率（88%），并形成新的 PJI 病原诊断流程，达到国际先进的水平。

在治疗方面，张先龙及其团队自 2004 年就开始采用活动性抗生素骨水泥（GV 方案）间隔物治疗膝关节假体周围关节感染者，但该方案的效果逐渐下滑。近年来，骨科采用了一种新的抗生素骨水泥间隔物制作法（VMA 方案），使膝关节 PJI 患者在间隔期获得良好的关节功能，成功率为 86.2%，处于国际先进水平，提出该方法的文献被国际同行多次引用。在基础研究方面，获得国家自然科学基金资助建立了 PJI 新型生物发光动物模型，并在国际上首次提出材料表面接触和释放的组合式抗菌新理念。为了攻克这个临床难题，六院还牵头成立中国医师协会骨科医师分会人工关节假体周围感染（PJI）工作组，由亚学科主任张先龙担任首任组长。

2.5 胫骨平台骨折的理论与技术突破

罗从风团队从 2004 年开始聚焦于膝关节创伤。当时他们就感觉到，CT 的三维视角对于膝周创伤，尤其是胫骨平台骨折的诊断和治疗大有帮助，有 60% 的病人都会更改此前的手术方案并从中获益。但当时流行的仍是基于 X 线的 Schatzker 分型，这一分型提供的内、外双侧平台的二维视角曾极大地促进了骨科医生对于胫骨平台骨折的理解。而随着 CT 在胫骨平台骨折诊疗中的普及，大家又意识到，位于胫骨平台后侧的骨折有其自身的特殊性，传统的理解方式可能会导致骨折累及后侧平台的患者容易发生复位不良以及内固定失败。然而当时尽管 CT 提供了三维视角，但由于缺乏类似 Schatzker 之于 X 线的一种基于 CT 的理论，临床上仍未能更好地展开胫骨平台骨折的治疗。

针对这样的问题，罗从风团队在不断地学习国内外经验和大量实践的基础上，于 2010 年在国际上首次提出了基于三维形态学的胫骨平台骨折 CT 分型——三柱理念，将胫骨平台分为内柱、外柱和后柱。

基于新型分型，团队又利用独创的"漂浮体位"下"联合入路"——后内侧倒 L 入路联合前外侧入路——来治疗胫骨平台骨折。面对复杂胫骨平台骨折，传统的仰卧体位难以处理后侧胫骨平台骨折；而俯卧需要在手术期间转换体位，大大增加手术时间和风险。鉴于此，罗从风团队提出"漂浮体位"，使得患者可以在一个体位下，同时实施后内侧和前外侧的联合入路。由此，手术时间由过去的三个小时减少为 90 分钟，并且只需要两个切口即可同时处理三个柱的复杂胫骨平台骨折，大大减少了感染和并发症的概率。

近年来，罗从风团队不断发展和完善"三柱理念"，一个方面便是越来越重视软组织创伤。期望能够通过骨折来推测软组织损伤，以便在患者首诊时充分评估并规划其骨性结构和伴发的软组织损伤，使患者获得最合理的治疗。

基于三维形态的骨折分型，如今已得到了全世界范围的认可，成为当前胫骨平台骨折的诊疗常规。罗从风团队受邀编写了被国际创伤骨科界公认的"圣经"——*AO Principle of fracturemanagement* 最新第 3 版（2017 年）的胫骨近端章节，这是国际上对其团队在胫骨平台骨折上取得成绩的高度认可。团队还参与制定我国《胫骨平台骨折诊断与治疗的专家共识》。

罗从风团队医生秉持着这样的理念：用最少的代价换取最好的疗

效——在确保骨折复位的前提下，切口的数量能少则少，手术的时间越少越好，而这无疑要求医生对骨折的复位技术和膝关节周围的解剖有着深刻的理解。

2.6 稳固肩关节、膝关节

六院骨科关节镜运动医学技术始于 1990 年，当时还在尝试和摸索的阶段，每年的手术量并不大。2000 年，赵金忠成为骨科关节镜和运动医学特色专业的创始人，开始在国内推广关节镜技术。2003 年，六院关节镜外科成立。2013 年，关节镜外科更名为运动医学科，并成为首批国家临床重点专科。这一学科的带头人赵金忠早年曾到奥地利学习关节镜手术。而后，他又先后到访德国、韩国和美国，掌握先进的运动损伤治疗理念和关节镜治疗技术。他在肩关节镜手术和膝关节镜手术方面都有建树。

在肩关节镜手术方面，赵金忠创立了复杂性肩关节脱位的"满汉全席"治疗技术，使有严重骨缺损、关节囊韧带缺陷或者脱位术后复发的患者有了更可靠的治疗措施；创建肩袖重建技术，针对巨大不可修复肩袖损伤，成功使许多严重肩袖损伤的患者恢复了肩关节功能；对于因肩部严重骨质疏松而不能使用锚钉修补的肩袖损伤，创立 Fix-to-Suture Base 修复技术，不使用锚钉即能规避局部骨质疏松完成肩袖修复；对于严重的肩关节粘连挛缩，创立自外向内的关节镜下松解技术，成功规避了腋神经损伤的风险。

在治疗膝关节不稳方面，赵金忠团队经过近二十年的经验积累，创新性地采用一系列具有独特优势、国际领先的手术方式。在前交叉韧带重建方面，赵金忠于 2006 年前后在国际上首次采用八股腘绳肌肌腱双束重建前交叉韧带，形成上海六院运动医学科前交叉韧带重建的特色。使前交叉韧带重建的成功率从单束重建的 85% 成功率跃升为 98%。在后交叉韧带修复重建的研究中，赵金忠团队在 2008 年创立了三明治式后交叉韧带重建。该术式在关节镜下采用自体腘绳肌腱行四隧道重建，采用四股半腱肌腱重建前外侧束，采用四股股薄肌腱重建后内侧束，并将残存纤维保留于重建的双束移植物之间，最后通过微型钢板和纽扣悬吊式固定移植物。虽然术式较为复杂，但是韧带重建效果较国际水平明显提高，尤其以加强型三明治式后交叉韧带重建效果最好，优良率超过 95%，远高于国际报道的总体优良率 70%。该术式在国际上被称为"里程碑式术式"。2017 年该团队创立的膝关节粘连微创松解术写入"骨科圣经"《坎贝尔骨科手术大全》（第 13 版），这是中国骨科唯一被收入该书的技术。近年来，团队关注运动相关修复重建材料的研发，特别是可自体化的人工韧带。

2.7 成果转化和医疗设备的研发

骨科十分重视科研的投入和产出，鼓励临床医生积极开展科学研究，以临床问题为导向，研究的结果最终回归到临床实践，将研究成果转化为发明和专利。20 世纪 90 年代，骨科建立中国外固定支架理论体系，发明相关产品，开创了骨科外固定支架产业的先河。2000 年，骨科又发明制造骨折内固定技术及产品，建立国人型股骨近端髓内钉（PFNA）。

张长青及其团队率先展开对富血小板血浆（PRP）的研究。PRP 是通过离心的方法从自体血中提取出来的血小板浓缩物，其中含有大量的活性生长因子。PRP 可以促进骨和软组织的修复，且来源于自体、无免疫排斥、制作简单，对机体损伤小，因此近二十年来 PRP 已经被应用在多种学科。2000 年以来，张长青带领团队对 PRP 进行了全面和深入的研究，从 PRP 制作工艺、分子细胞、动物实验及临床人体等各层面，探讨了 PRP 修复骨与软骨组织的机制和疗效。发表论文百余篇，出版了我国首部 PRP 专著《富血小板血浆制作技术与临床应用》。相关项目荣获中华医学科技奖三等奖、教育部科学技术进步奖二等奖、上海科学技术奖二等奖。另外，为了更好地将 PRP 应用于临床，张长青团队设计并开发了 PRP 的制备套装，建立了标准化制备流程。科室与公司合作，成功实现了医学研究向产业化应用的转化。项目拥有自主知识产权，2013 年科室获得 CFDA 批准的三类医疗器械注册证。此后产品以 50% 的年增长率上升，市场占有率增加，推广到 19 个省市的 102 家医院，实现了良好的进口替代。

2000 年以来，骨科关注再生医学及智慧医疗，发明首个可降解镁合金植入物产品、首例国产脱细胞神经修复产品、首例 3D 打印半骨盆假体、首例 3D 打印全颞下颌关节假体。如上所述，富血小板血浆的制造和应用技术已成功产业化，年产值近亿元。到 2015 年，骨科获授权专利 15 项，此后的五年里获授权专利 101 项，其中发明专利 56 项。如今，骨科正关注增材制造技术、新材料及内植物、干细胞及外泌体与智能机器人研发。

2.8 机器人技术的研发

在微创手术和计算机导航的基础上，六院骨科进一步追踪人工智能技术的发展，引入了机器人手术。2016 年 9 月 6 日，张先龙团队在六院复合手术室开展了国内第一台机器人辅助膝关节单髁置换手术。手术通过一个小切口完成所有的操作，不需要传统的假体的定位和切骨，大大减少出血和软组织损伤。患者术后即可下地行走。之后陆续有十位患者接受了 Mako 骨科机器人辅助下的单髁置换手术，随访结果都令人十分满意。

2018 年 4 月 11 日，国内首台全进口 Mako 骨科机器人在六院成功完成了中国首例机器人辅助髋关节置换手术。这不仅是一台在技术方面全国领先的手术，而且预示着骨科发展的方向。手术前，时任六院副院长、骨科主任张长青，骨科行政主任柴益民，关节外科行政主任张先龙等人出席了开台仪式。张长青指出，中国首例机器人辅助髋关节置换手术在六院开展意义重大，这将载入中国关节外科的史册；中国骨科未来将朝着"智能化""机器人化"的方向不断发展。实行这台手术的亚学科，即多年钻研和实践微创手术和机器人技术关节外科，确立了以微创和加速康复为总体目标，并且在无痛病房建设的基础上结合"五无"（无痛、无血、无栓、无炎、无管）的先进理念，逐步建立起快速康复人工关节置换的规范。其核心内容就是微创化、精准化和个体化。这无疑会让治疗方式更符合病人需求，大大减少患者的痛苦。

开台仪式后，张先龙亲自操刀为一名 63 岁女性患者进行中国第一例机器人辅助髋关节置换手术。手术在确定假体大小、位置、角度、肢体长度、偏距方面都近乎完美。不过，新技术并没有显著提高患者术后的关节功能结果，全膝关节置换术后的患者满意度和全髋关节置换患者术后的脱位率等重要功能结局指标并没有发生实质性改变。张先龙认为，其中的原因在于没有做好个体化方案，而传统经典理论不适用于所有病人，通过对新技术手术结果的随访，研究者将不断修正和完善髋、膝关节置换手术的基本理论。

此后机器人技术的引进和研发成为六院骨科关注的重点之一。在 2019 全球医疗机器人创新设计大赛中，由六院骨科张长青领衔的设计团队，联合上海交通大学机器人研究院及上海电气集团医疗机器人研究中心设计的"髋关节发育不良髋臼精准截骨手术机器人系统"赢得了大赛唯一金奖。对髋关节发育不良的治疗中，截骨是一项重要技术。但传统的手工操作创伤大、手术风险高、难度大，年轻医生很难掌握。而新机器人能对股骨这个不规则的形状进行精准测算，规划髋臼截骨术和截骨旋转角度。新技术设

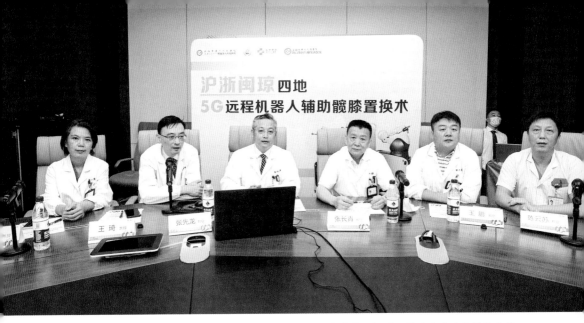

计了独特的髋臼球形摆锯，可匹配髋臼形态，结合机械臂的精准控制，实现适配于髋臼窝状结构的球形截骨，手术精准且创伤大幅降低。

2021 年 8 月 25 日，以新手术机器人系统和 5G 技术为依托，张先龙团队领衔的四地 5G 远程同步多中心机器人辅助髋膝关节置换手术分别在上海市第六人民医院、福建医科大学附属第一医院、上海市第六人民医院海口骨科与糖尿病医院、台州恩泽医疗中心（集团）恩泽医院进行。手术由六院骨科专家远程指导，各当地专家实施。将 5G 远程医疗应用于人工关节领域，在多点多中心开展同期手术，在国内尚属首次。这有助于将优质医疗资源的下沉，让"六院经验"可复制推广到基层。

上述医疗、科研成果和六院骨科的其他成果直观地体现在这些年骨科的 SCI 论文和项目课题数据当中。2006 年以来，SCI 论文的发表越来越受重视，医院也给予论文发表者奖金。骨科成员 SCI 论文发表数量迅猛增长，从 2006 年的每年 19 篇增长到 2010 年的 51 篇，2015 年之后骨科每年发表的论文数维持在百篇，乃至 150 篇以上。论文的质量也大幅提升，影响因子不断上升。科室争取到的国家级、市部级和校局级课题项目数和经费也呈逐年增长的趋势。一些研究课题分别获得了中华医学科技奖、教育部科技进步奖、华夏科技进步奖、上海医学科技奖、上海市科技进步奖等各类各级奖项（详细统计数据参见附录）。

2.9 多中心研究和学术兼职

骨科非常重视临床多中心的研究。2007 年以来，骨科承担国内外临床研究项目 69 项：主持 8 项多中心国内临床试验及临床研究，2 项被国际指南引用；参与国际多中心项目 8 项，其中 4 项成果发表于国际权威期刊（*N Engl J Med* 2008，*Lancet* 2010），4 项被国际指南引用；参与国内多中心项目 10 项，其中牵头组织去细胞同种异体神经修复材料（神桥）多中心临床试验。该研究成果 2012 年获 CFDA 批准（国械注准 20163461598），实现临床转化及推广。

骨科成员还积极参与国际、国内各种学会和期刊的工作。2002 年，AO（中国）创伤骨科培训中心在六院设立。2003 年《中华创伤骨科杂志》编辑部上海分部在六院建立。2010 年，曾炳芳等六院骨科成员又牵头将 OTC 引入中国。2015 年，骨科牵头组建上海市医师协会骨科医师分会。在国际上，学科各领导长年担任亚太重建显微外科学会、内固定研究学会、OTC 基金会、SICOT 中国创伤学会等国际学会的重要职位；担任 *SMARTT*、*Annals of Plastic Surgery*、*Arthoscopy*、*The Knee*、*J Orthop Surg Res* 等期刊的副主编或编委成员。国内，骨科领导常年兼任中华医学会骨科学分会和显微外科学分会、中国医师协会骨科医师分会、上海市医学会骨科专科分会和显微外科专科分会、上海市医师协会骨科医师专科分会的领头成员；担任《中华骨科杂志》《中华创伤骨科杂志》《中华关节外科杂志》《中国修复重建外科杂志》等期刊的副总编辑或副主编。

3. 教学工作

六院骨科不仅是医疗和研究的巨型堡垒，也是教学的重镇。医疗是医院的今天，而教学事关医院的明天。六院骨科既进行学位教育，培养新一代骨科人才；又组织继续教育，给予来自全国，乃至世界各地的同仁技术培训。

3.1 学位教育

2005年以来，六院骨科的专家继续承担着上海交通大学医学院的教育工作。评为硕导的骨科成员人数继续上涨。同时，博士研究生导师的人数也在增长：2008年罗从风、赵金忠获准成为上海交通大学博士研究生导师（以下简称交大博导）。2010年柴益民、李晓林获准成为交大博导。2016年梅炯获准成为交大博导。2017年沈灏、康庆林、郑宪友、于晓巍获准成为交大博导。2018年杜大江和张伟成为交大博导。到2023年，学科共有博导26人、硕导37人。

教学实践中接连涌现一些好的课程：2008年，"外科学—骨科学"获上海交通大学医学院精品课程；2011年，"骨科学"获评为上海市教委精品课程；2012年，"显微外科"获评上海交通大学医学院优秀选修课。也出现一些热心教学的年轻医生：2007年王金武获选上海交通大学2006年度优秀青年教师，2009年刘旭东获选上海交通大学医学院优秀青年教师。2013年，六院骨科教学团队获评上海交通大学医学院优秀教学团队。

"教师抓得紧，学生有努力"，在2008—2020年间，骨科导师共培养出

28 名上海市优秀毕业生和 63 名校级优秀毕业生。培养的人才也推动了学科的建设和临床工作的发展。2007 年，刘旭东的博士学位论文《腰椎间盘突出症患者脑脊液的蛋白质组学研究》（导师曾炳芳）获上海市研究生优秀成果奖，这是医院首次获此殊荣，对同道无疑是个促动和鼓励。2008 年，曾炳芳获上海交通大学医学院"我最喜爱的导师"提名奖。2009 年，马焕芝的博士论文《高能震波治疗早期股骨头坏死的实验研究》（导师曾炳芳）获上海市研究生优秀成果奖。2015 年，刘珅的博士论文（导师范存义）获得上海市研究生优秀成果奖。

3.2 医师的规范化培训

1963 年始成立骨科，在科室主任的领导下对住院医师有专门的严格的培训计划。1995 年始至 2010 年，进入骨科的住院医师必须按照严格的流程进行培训。随着教育水平和专业要求的不断提升，国家、上海市和医院为住院医师和年轻医师制定了更为严格、周密的培训制度。上海市于 2010 年率先开展新型住院医师规范化培训制度，在全国先试先行，而后这套培训细则不断修订。据此，住院医师首先需参加上海市住院医师规范化培训。在骨科轮转期间，住院医师需掌握骨科常见病、多发病的发病机制、临床特点、诊断和鉴别诊断以及处理原则。熟悉骨科专业基本理论和基本知识，常见的骨折与脱位、腰椎间盘突出症、颈椎病、关节炎、骨肿瘤的骨科检查法，以及与骨科有关的影像学及实验室检查方法。在技术操作层面，住院医师应掌握夹板、石膏和骨牵引固定技术等骨科常用治疗技术的具体操作，掌握其并发症的预防及处理原则；掌握封闭治疗的意义、操作方法、并发症的预防及处理。熟悉骨科创伤（以骨折和脱位为主）的常用治疗方法及手术操作技术，掌握开放性伤口清创闭合的原则。了解手外伤清创、皮肤缺损的修复、肌腱吻合以及骨科内固定的基本技术；了解腰椎间盘突出症、颈椎病、腰扭伤、狭窄性肌鞘炎、半月板损伤、网球肘的保守治疗方法与原则。

按照六院骨科的规定，在骨科轮转期间，住院医师需掌握规定的病史书写，完成相应的操作与手术，积极参加骨科的教学活动。为做好教学工作，骨科教学小组每月召开例会，讨论教学、医疗问题；专科培训人员每周组织小讲课；每两周展开一次教学查房，由骨科高年资主治医师以及副主任医师进行带教；每两周还举行一次疑难病例讨论，由专科培训人员主讲。通过一系列考试后，住院医师才能出科。

为了应对日益增强的专业化趋势，对年轻医生、对病人负责，专科医师规范化培训被提上日程。这是住院医师规范化培训完成后继续培养其具备独立、规范从事专科疾病诊疗能力的必由之路。上海市于2013年全面推开专科医师培训试点工作，2014年正式实行专科医师规范化培训。国家卫生和计划生育委员会等八部门于2015年12月联合发布《关于开展专科医师规范化培训制度试点的指导意见》，指出力争到2020年，在全国范围初步完成建立专科医师规范化培训制度的目标。

六院骨科自从2015年开展骨科专科医师培训工作，根据上海市制定的《骨科专科医师规范化培训细则（试行）》，结合六院骨科的实际情况，逐渐摸索出了自己的模式。目前，新骨科医师在完成上海市住院医师规范化培训并取得外科住院医师规范化培训合格证书后，方可参加本院组织的骨科规范化培训。培训重视临床技能及研究能力和教学能力的全面培养。培养原则采用临床轮转与导师指导相结合的方式，以临床轮转为主，以期达到提高临床实践能力的目的。专科医师培训的整体时间是三年，其中创伤专业八个月、脊柱专业六个月、骨病专业（骨肿瘤及关节）六个月、关节镜专业三个月、显微外科专业两个月、骨科门诊四个月、骨科急诊四个月、放射科两个月、康复科一个月。培训为受训人制定轮转计划，配备高级职称、有带教能力的人员任带教老师。

经过培训，受训者既拥有扎实的骨科基本理论知识和技能，又达到骨科专科医师水平；既具有全面外科基本理论和操作能力，又具有从事骨科学医疗活动的能力，对骨科疾病的诊断、治疗、预防、随访具备初步的经验。初步掌握骨科手术操作技能，能够独立完成常见骨科手术，以及在上级医生指导下完成比较复杂的骨科手术。通过一系列考核后，受训者方可结束轮转。

除了针对年轻医师的培训，科室还每年组织各级医师定期参加国内外各种培训班、学习班、研讨会、学术会议等交流活动，提高临床诊治的同时提升各级医师学术地位。科室提供国外进修学习的平台，为各级医师出国短期或一至两年的访学提供机会。

3.3 继续教育

作为国内骨科领域的领头羊，六院骨科致力于显微外科和骨科技术与知识的普及与传播，让国内外更多的学界同仁、患者受益。自20世纪中期，特别是断肢再植成功之后，到六院学习和交流的国内外同仁络绎不绝。

新时期以来，骨科进一步对同仁敞开大门，定期接受来自全国各地的进修医生。1981年开始每年举办全国骨科、显微外科进修班，由本院或外院聘请的各级专家授课，同时进行大鼠显微血管吻合技术操作培训，把专业知识的教育当作进修的岗前培训，效果极好。2008年"四肢显微外科技术推广"获"上海市2007—2008年度科协继续教育"优秀项目。截至2010年共计2000余人接受培训。

2002 年 5 月 AO 创伤骨科（中国）培训中心在六院建立之后，至 2010 年就有来自尼泊尔、菲律宾、印度尼西亚、马来西亚、澳大利亚、印度等国的 8 位医生作为 AO Fellow 接受创伤骨科专项培训。作为上海市创伤骨科临床医学中心，进修教育的内容除了创伤、显微修复亚学科外，骨肿瘤、关节、脊柱、关节镜等亚学科每年举办多项专科培训班，每年累计来自全国各地的学员达三百余人次。

随着骨科规模的扩大和研究的发展，2010 年之后，骨科继续教育的项目也有所增长，开设了近二十项继续教育项目。近年来，骨科每年主持大约国家级继续教育项目 16 项，最负盛名的包括四肢显微外科学习班、骨科 AO 培训班、骨肉瘤保肢培训班、骨质疏松症规范诊疗上海培训班、计算机导航人工膝关节置换研习班、关节镜培训班、人工膝关节置换研习班、骨科高级诊疗研修班、US 骨肉瘤演讲、AO 创伤骨科基础教育班。六院骨科每年培训各级各类专业人员一千余名；每年接受全国各地的进修医生一百二十多名。"中国上海国际四肢显微外科培训中心"和"国际内固定研究学会中国创伤骨科培训中心"还接受来自外国的访问学者。

4. 科室文化

4.1 继承优良传统，勇于突破创新

作为断肢再植的摇篮和"中国手"的发明地，六院骨科秉承着优良的传统。在医疗和科研方面，他们刻苦钻研，锐意进取，勇攀医学科学的高峰。

1963 年 1 月 2 日，世界首例断肢再植手术在六院获得成功。自此以后，六院骨科就是我国保肢和断肢修复再造的重镇。数代骨科人在这一传统领

域勤奋耕耘、精益求精。至 2022 年，六院每年要实施 1000 多例断肢再植手术，手术成功率达 95% 以上。骨科保肢团队累计诊治患者 20000 余例，将保肢率由先前的 32.43% 提高到 64.43%。与此同时，从"断肢再植"到"中国手"，再到显微外科的发展，六院骨科的技术也在不断提升。骨科成员创建了桥式交叉皮瓣移植、新型组合皮瓣移植和残肢皮瓣移植等一系列保肢新技术，推动了国际保肢水平的巨大飞跃。如今六院骨科已经在开展 0.2 毫米的血管移植与吻合手术，这意味着超显微手术成为现实。六院骨科不仅是"世界上最大再植中心"，也是断肢患者"最后的希望"。

另外，20 世纪 90 年代以来，面对新时代的需求和病种的增加，六院骨科勇于接受挑战、开拓创新。依托断肢再植和四肢显微外科的坚实基础，六院骨科不断扩展业务范围、建设各亚学科，并不断推行相关的制度改革，将骨科逐步打造为涵盖修复重建（含断肢病房）、创伤、关节、关节镜、脊柱、骨肿瘤、小儿、足踝 8 个专业 12 个亚学科的综合性"航空母舰"。如前所述，在保髋、肘关节松解、髋关节和膝关节置换、胫骨平台骨折治疗、肩关节和膝关节稳固等领域，六院骨科的科研探索和医疗实践也是走在国内乃至世界的前列，得到国内外学界认可。与此同时，骨科相关学科如创伤急救、骨科康复、骨与关节代谢性骨病、肌骨超声、骨与关节影像、骨与软组织肿瘤化疗等也实力雄厚，堪称"内外兼修，筋骨并举"。

这些成果的取得，离不开骨科成员的艰苦奋斗和开拓进取，敢于面对新问题，提出新方法。六院骨科庞大的规模和先进的技术吸引着全国各地的病患前来就诊，各类病种众多，其中不乏疑难杂症。骨科医师面对着繁忙的临床工作和棘手的病例。而骨科优良的传统、领头人身体力行的示范和良好的学术环境鼓励骨科人克服千难万险，实现医疗和科研上的突破，成长为优秀的临床专家。

4.2 以病人为中心，实现精准医疗

全心全意为病人服务既是骨科的优良传统，又是鼓励骨科人不断创新、攻克难题的动力。在诊疗过程中，骨科专家以病人为中心，为病人着想，优化治疗方案，竭力以最小的代价换取最好的疗效。第一例断肢再植的实践就是为了保住工人的手，再造手的技术是为了保住手的功能。之后，六院骨科又从"整体"的理念出发，关注到患者外观形象的修复。如今骨科从"身心一体"出发，希望修复重建肢体的同时，也修复重建患者的希望。在肢体的修复与再造这一领域，六院骨科医生们仍坚持辛勤耕耘。他们竭力施行技术难度高的保肢手术，以尽可能保全病患的身体及其各部分功能，让病患得以避免残疾的命运及其带来的心理伤害。

尽管六院骨科在创伤修复方面有着悠久的历史，技术水平已是国际一流，但每一次救治依然关于病人的生死及日后的生活质量，依然是在与时间赛跑，依然是对医院和医护人员的考验，在严重的事故当中尤其如此。六院的上海市急性创伤急救中心经过多年实战经验，制定了合理的流程将抢救时间压缩到最短。六院的上海创伤骨科中心两组负责创伤急救的队伍基本上彻夜忙碌，确保任何时候都有最强的医护力量抢救伤员。只要伤者在受伤的六至八小时内送到六院，医院立即开通绿色通道，紧急情况直接送往手术室，确保伤者能在二十四至二十八小时内进行手术。

每一台保肢手术都是对医生的技术和耐力的挑战。手术常常是五六个医生一起做，时长达七八个小时。手术结束后，还要进行多次手术来处理后遗症和并发症。整个治疗过程耗时长、难度大、费用高，对医生和患者都是重大考验。相较而言，截肢并装配假肢难度小、费用低，并且可以避免保肢失败而引发的医疗纠纷，但患者此后必须面对残疾的生活。因此，

柴益民强调，医生在充分考虑患者及相关人员意愿的同时，必须权衡保肢与截肢后应用假肢的利弊，为患者提供一个合理的治疗方案。

其他亚学科的手术也同样关注病患的实际需求，优化治疗方案，在保证效果的前提下，减少和缩小切口，缩短手术时间，降低感染和并发症的风险，竭力减少病人的痛苦。近些年来，六院骨科对微创手术和机器人技术的探索更是为个性化和精准化医疗奠定了技术基础。正是因为"筋骨兼修"的坚实技术和以病人为中心的服务，"伤筋动骨六为先"已成为深植于百姓坊间的品牌口碑。

4.3 发扬集体精神，打造精锐团队

集体主义和团结协作也是自第一例断肢再植成功以来骨科就一直传承的精神。断肢再植正是由于骨科、血管外科、麻醉科和护理人员共同协作才获得成功。大到一个项目，小到一台手术都是集体协作的结晶。在骨科规模不断壮大、亚学科陆续设立的时代，更需要维护好骨科人员之间的交流与协作，打造精锐的亚学科团队，骨科才能健康稳固地发展。

2013年制定的《骨科工作制度》详细规定了各个岗位的职责，让科室日常工作得以顺利运行。同时这也在制度上保障了各级人员之间的交流与相互提升。除了上文提到的对新医师的规范化培训，骨科还安排了各种针对各级医师的学习和交流活动。

在创伤骨科临床医学中心这一层面上，中心主任和副主任在院长领导下，负责中心的医疗、教学、科研及行政管理工作。中心行政班子和各亚学科主任每周召开例会宣布医院和科室的重要事宜，讨论重点病例。中心组织面向全科的业务学习，包括业务讲座、学术报告和学术交流；并且统一安排住院医师和主治医师的基础业务学习。中心还要求各级医生按规定

参加、继续医学教育，同时利用一切机会安排员工参加各种技术培训体和学术交流，鼓励参加网上学习。

在亚学科层面，亚学科主任在中心主任领导下，负责各自学科的医教研及行政工作。各亚学科组织开展专业知识技能学习，原则上每月授课1—2次。亚学科主任主持教学材料的制订，参加授课。出席对象为中心所有骨科医师，以促进亚学科之间的相互了解。亚学科也会自行组织额外的交流学习活动。例如自2004年起，罗从风的团队就建立了每日的晨会学习制度，到六院学习的全国各级医生每天都有相互切磋、教学相长的机会，使得在六院的大量实践真正能够与理论相结合，并通过交流掌握最新的创伤治疗发展动态，运用到未来的工作中。

此外，骨科还制定了病例讨论制度，规定对诊断不明确或治疗效果不明显的疑难病例、术前病例和死亡病例必须组织讨论，对有教学意义的或

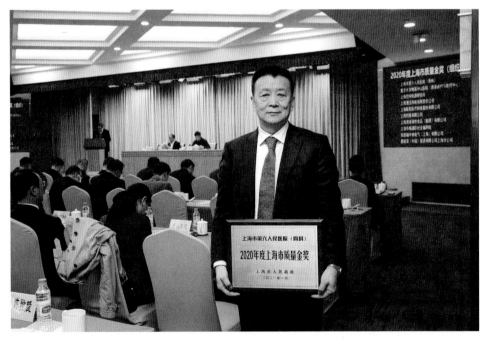

上海市第六人民医院荣获2020年度上海市质量金奖

对提高临床医师业务水平有一定价值的病例和其他病例可选择性地进行讨论。讨论可在单一科室内进行，也可联合有关部门科室共同组织。

能到六院骨科这一平台上的都是医学领域的精英，他们或者原来就是某方面的专家，或者是著名医学院毕业的优秀博士、硕士。而这里成熟、严厉的规范和浓厚的学术氛围推动着骨科成员奋发图强，一批批优秀的专业人才由此涌现。各个亚学科主任领导的团队荣获众多国家级、市部级奖项。2021 年 3 月 31 日举行的 2021 年度上海市质量工作会议上，六院骨科荣获 2020 年度上海市质量金奖（组织）。这是对六院骨科团队的肯定，更是骨科新发展的起航。

4.4 回归医疗公益性，发扬医学人道精神

20 世纪 90 年代以来，在市场化和自负盈亏的时代背景之下，六院开始了兼顾社会和市场效益的改革。而作为公立医院，六院一直承担着自己的社会责任。骨科专家则依托公立医院和其他平台参与医疗知识的普及和公益活动。2000 年以来，骨科专家在报刊、电视、网络等媒体上发表科普性文章，介绍各类常见骨科疾病的知识及治疗方案。他们出席 2009 年起六院举办的"六院健康大讲坛"。2014 年，上海东方卫视《急诊室故事》在六院急诊科拍摄，急诊医学科的相当一部分救治工作也是由骨科完成的。2016 年国家级医学科普平台"达医晓护"成立以来，骨科还通过这一平台进行科普活动。他们还参与六院举办的各种公益活动，例如定期到社区宣讲、义诊。在 2021 年"我为群众办实事"主题活动——上海市全民健康素养提升科普服务配送项目中，六院和上海市长征医院共同承接了"骨骼健康"的配送项目。六院骨科专家们通过授课、走进社区、走进园区、走进乡村等形式，将骨骼健康科普和诊疗服务带到老百姓中间。

针对特殊情况，骨科也秉承着仁德之心伸出援助之手。2008年1月26日，"蓝天下的至爱"慈善手术在六院进行，张长青为上海大学的贫困学生吴某实施了一例吻合血管游离腓骨移植治疗股骨头坏死的手术。了解到吴某家庭困难，父亲靠打零工挣钱、收入很不稳定，家里还有脑梗的外公和瘫痪的爷爷等老人需要照顾后，张长青将其情况告诉医院领导。由是，这场手术成为"蓝天下的至爱"大型慈善活动的重要内容，减免一切医疗费用。手术之际，六院党委书记王淑琼专程送上医护工作者"一日捐"的1万元善款。此次手术过程由上海电视台及东方卫视全程直播。

另外，进入21世纪之后，医疗领域一些问题也日趋明显，如医药费用增长迅速、医保金不堪重负，民众医药负担日趋加重，公立医院在医疗服务中使用药品耗材多、检查多、检验多。群众则深切感受到"看病难，看病贵"的问题。对此，国务院2009年出台《关于深化医药卫生体制改革的意见》，开启新一轮医改，从国家层面强调坚持公立医院的公益性。到2015年5月，国务院办公厅印发《关于城市公立医院综合改革试点的指导意见》（国办发〔2015〕38号）指出，全国城市公立医院全部推行综合改革的基本目标是："破除公立医院逐利机制，落实政府的领导责任、保障责任、管理责任、监督责任，充分发挥市场机制作用，建立起维护公益性、调动积极性、保障可持续的运行新机制。"

在看病贵这个问题上，贵重材料的使用是手术次均费用增长的重要原因之一，对贵重材料的管理因此成为改革的一个关注点。2012年起，申康中心开始推行"双控双降"，即控制医疗收入增长率和医疗成本支出增长率、降药品收入增长率和卫生材料收入增长率。由此，六院要求加强骨科各亚学科植入性材料的管理和监控，强化贵重耗材的规范合理使用，对特殊类材料加强计算机实时监管，遏制植入性耗材费用的不合理上涨。为此，骨科采取了创新的举措。2013 年，科室制定《骨科住院病史常态化管理的运行机制》，对贵重耗材做到定期分析及根据病种的优化使用，对医院贵重材料的费用控制作出了较大贡献。此外，骨科还将科室月度检查、主任不定期抽查和院外专家评估相结合，切实控制耗材的使用，减轻患者的就医负担。

4.5 投身抗震救灾，支援边远地区

除了日常医疗，应对突发公共卫生事件、支援边远地区也是公立医院的社会责任。六院骨科历来是救死扶伤实行革命人道主义的典范和主力军，在自然灾害面前，总能看到六院骨科人的身影。2008 年汶川地震发生后的 5 月 13 日，时任六院院长助理、骨科主任医师范存义第一时间带领一支由 12 名医生和 6 名护士组成的六院抗震救灾医疗队奔赴地震灾区。根据当地救灾指挥部的意见，医疗队冒着余震和随时可能发生的山体滑坡危险，与部队、消防官兵一起搜救伤员，对掩埋在废墟中的伤员现场救治，设立医疗点进行救护，到群众聚集点巡诊，对部队、消防官兵进行医疗保障。他们在缺水少食断电、与外界通信几乎隔绝的种种艰苦条件下，连续奋战了五天四夜，救治伤员 602 人、危重病人 15 人（其中包括两名分别被埋 124 小时和 150 小时的伤员）。六院因此获上海市卫生系统抗震救灾先进集体，范存义获得"全国抗震救灾模范"称号。与此同时，六院还接收了来自四川的 30 名地震伤员，来自大邑县的严女士就是典型代表。经检查，严女士骨盆骨折，右侧 8、9、10 三根肋骨骨折。骨盆骨折时发生的严重错位使得左下肢明显缩短。曾炳芳在组织了多次术前讨论后决定，运用影像辅助导航技术为严女士进行手术。手术由罗从风亲自操刀。导航技术的运用不仅缩短了手术时间，而且大大减少了出血量。术后，严女士的下肢恢复正常，

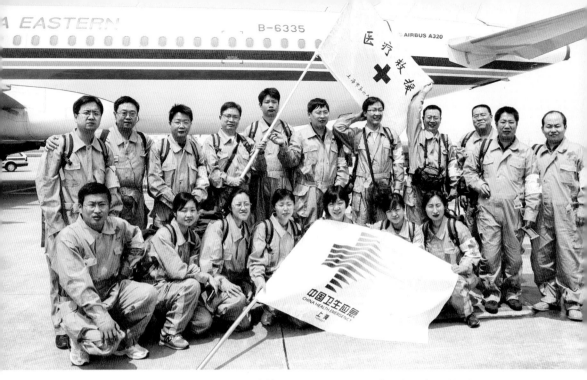

2008 年 5 月 14 日，上海市第六人民医院赴汶川抗震救灾医疗队登机出发

此后能正常行走。2013 年四川雅安芦山地震后，时任骨科主任医师孙玉强、副主任医师杨庆诚、韩培等前往成都，参与当地救援工作。

援助偏远地区，也是骨科人的优良传统。2015 年，六院加入了为迎接西藏自治区成立五十周年开展的"组团式"医疗援藏工作。自此以来，骨科先后选派科室优秀医生张伟、施忠民、燕晓宇、刘文欣、唐剑飞、阮洪江、谢雪涛、林森赴西藏。

援藏医生调查研究当地病患的特点，开出切实可行的医疗方案。例如，针对西藏急诊创伤感染多的现状，施忠民引进了急诊处理的三大法宝——真空负压引流（VSD）、多边外固定支架分期治疗和富血小板血浆（PRP）技术。这些技术在西藏陆续普及，极好地解决了当地频发的医疗难题。谢雪涛则带领工作团队深入大骨节病历史重灾区——海拔 4000 米以上的谢通门县 5 个病区村。他们克服缺氧困难，连续奋战数天开展患病人群调研，不仅为大骨节病患者重新评估了病情，还为每一名现场患者提出了个性化的治疗建议，为日喀则市向彻底消除大骨节病和改善现症患者生活质量迈出了坚实的一步。

援藏医生将六院骨科先进的医疗技术带到西藏，填补边疆的技术空白，让边远地区的疑难病患者得到救治。进藏短短一年，张伟就主刀开展了22项填补当地历史空白的新手术。唐剑飞在西藏期间做了三十余台复杂疑难手术，开展了14项临床新技术。施忠民将自己足踝外科的专业特长引入日喀则，开展了西藏第一例Pilon粉碎性骨折一期胫距跟融合术、跟骨骨折微创内固定术等新项目。燕晓宇将3D打印技术引进日喀则，西藏地区第一个数字骨科中心得以建立。阮洪江则将六院骨科的看家本领——断肢再植技术引入日喀则。在阮洪江的带领下，日喀则人民医院已经成功实施断肢再植手术5例，且全部成活，其中还包括日喀则首例断腕再植手术。一支年轻的手外科团队也初步形成，并摸索出了高原地区手外科临床和护理经验。

援藏医生还创新地采取"造血式"的技术输出，帮助偏远地区医院培养人才、打造科室，提高当地医疗机构的科研水平。跟随第一批援藏队伍进藏的张伟举办了西藏首届骨科论坛和手术技术学习班。在他的带领下，日喀则人民医院的骨科从一般学科的中游发展成了该医院排名第一的重点学科。施忠民则设计了一套"援了就带不走"的计划，他注重对当地医生的培养和制度的确立，希望为日喀则留下一支人才队伍。除了自己的言传身教，他还邀请区外专家，特别是六院骨科的专家到日喀则指导；他积极帮助西藏医生到东部学习，推荐日喀则的骨干和传帮带对象在学术会议上发言交流；他还积极将国家级的学术活动引入日喀则。由此，日喀则人民医院骨科在自治区乃至全国的学术地位和影响力得以提高。燕晓宇援藏期间，草拟了《日喀则市人民医院骨科诊疗中心诊疗规范化制度手册》。方案通过上级部门审批，对该院骨科疾病诊疗程序和操作进行了规范化培训和指导，以进一步保障骨科诊疗规范化的顺利运行和开展。唐剑飞同样认为"援藏帮扶最重要的是扶智，要变输血为造血"。因此，他非常重视营造科室的学习气氛，积极开展教学工作，包括业务学习、教学查房和手术示教。他多次组织培训工作，带领当地医生参与学术活动。

援藏医生还将六院骨科的另一个传统强项——急诊与创伤救治引入日喀则。日喀则人民医院创伤中心于 2019 年 12 月 9 日成立。在中心设立的过程中，援藏医生唐剑飞草拟了《日喀则市人民医院创伤中心建设实施方案》、创伤救治流程和相关制度。方案获得上级部门通过，唐剑飞则担起创伤中心主任的重任，负责创伤中心日常工作。创伤中心高效运转，拥有强大的资源整合能力，能够提升创伤救治特别是严重创伤救治的效率，大大缩短伤员的救治时间，提高创伤病人的生存率。

秉承着同样的精神，六院骨科优秀医生彭晓春、王海明、刘珅、蔡斌和徐俊先后奔赴新疆。他们充分发挥自身专业特长和"传、帮、带"的作用，为新疆医疗卫生事业发展作出积极贡献。

2017 年关节外科的彭晓春到达喀什地区第二人民医院。其时，关节外科在喀什二院近乎空白状态，彭晓春抵疆后立即组建关节外科专业组，包括 3 名年轻医生、4 名专职病房护士、2 名器械护士、1 名科研秘书和 1 名维吾尔语翻译，专业组建立 5 个月已颇具规模和影响力，从喀什地区下属 11 县前来就诊的关节病患者日益增多。彭晓春将探索关节外科专业组的经验和规范应用于骨科科室管理和其他专业方向的构建，提升了整个二院骨科的软实力。

同样到达喀什二院支援的徐俊则带领团队成功救治了复杂髋臼骨折脱位患者。这类创伤的救治是创伤骨科手术治疗领域的"珠穆朗玛峰"，而喀什地区医院缺乏相关经验。徐俊从病人的体位摆放到消毒铺巾及手术器械的使用都毫无保留地传授给手术室，并首次向骨科医务人员展示了改良的髂腹股沟入路＋Kocher-Langenbeck入路显露、复位并固定复杂髋臼骨折的手术技术。

这些援疆援藏的医生们用实际行动诠释"敬佑生命、救死扶伤、甘于奉献、大爱无疆"的职业精神。他们将六院骨科先进的技术和管理方式毫无保留地传授给边疆人民，为边疆医院培养人才队伍。骨科援助的西藏日喀则人民医院和新疆喀什地区第二人民医院骨科由此分别成长为"藏南骨科中心"和"南疆骨科中心"，造福边疆地区的病患，饮誉边陲。

表7　援疆援藏骨科人员名单

年份	2016	2017	2018	2019	2020	2021	2022
援藏	张伟	施忠民 燕晓宇	刘闻欣	唐剑飞	阮洪江	谢雪涛	林森
援疆		彭晓春	王海明	刘坤	蔡斌	徐俊	

附　录

1. 论文数及其影响因子、项目数

年份	论文数	影响因子	院外纵向课题数			
			国家级	市部级	校局级	合计
2000	2	IF＜3:2				
2001	1	IF＜3:1				
2003	1	IF＜3:1				
2004	5	IF＜3:5				
2005	5	IF＜3:5				
2006	12	IF＜3:11；5≤IF＜10:1				
2007	18	IF＜3:18				
2008	28	IF＜3:27；3≤IF＜5:1				
2009	30	IF＜3:28；3≤IF＜5:1；5≤IF＜10:1				
2010	50（51）	IF＜3:42；3≤IF＜5:7	5	12	9	27
2011	53（54）	IF＜3:48；3≤IF＜5:5	12	9	6	26
2012	82（85）	IF＜3:72；3≤IF＜5:7；5≤IF＜10:3	13	5	6	24
2013	95	IF＜3:73；3≤IF＜5:18；5≤IF＜10:4	15	8	3	27
2014	93	IF＜3:57；3≤IF＜5:31；5≤IF＜10:5	9	8	8	25
2015	134	IF＜3:70；3≤IF＜5:45；5≤IF＜10:18；IF≥10:1	15	13	缺	
2016	125	IF＜3:69；3≤IF＜5:43；5≤IF＜10:11；IF≥10:2	13	4	6	23

年份	论文数	影响因子	院外纵向课题数			
			国家级	市部级	校局级	合计
2017	139	IF<3:53；3≤IF<5:58；5≤IF<10:28	15	8	20	45
2018	98	IF<3:47；3≤IF<5:31；5≤IF<10:15；IF≥10:5	25	12	9	46
2019	144	IF<3:55；3≤IF<5:49；5≤IF<10:32；IF≥10:8	18	10	11	39
2020	72	5≤IF<10:22；IF≥10:8	22	17	5	44
2021	101	5≤IF<10:38；IF≥10:23	20	15	3	38
2022	164	5≤IF<10:97；IF≥10:44	22	27	10	59

2. 科技获奖

1964 年，"断肢再植"受国务院嘉奖，第一完成者陈中伟

1980 年，"足趾移植再造手"被授予卫生部乙级科学技术成果奖，第一完成者于仲嘉

1981 年，《断肢再植》获国家科学大会奖，第一完成者陈中伟

1981 年，《人体 12 种肌肉的显微外科解剖的研究及临床应用》获卫生部重大科技成果甲级奖，第一完成者陈中伟

1985 年，《手或全手指缺失的再造技术》获国家发明奖一等奖，第一完成者于仲嘉

1985 年，《桥式交叉吻合血管游离组织移植术》获国家科技进步奖三等奖，第一完成者于仲嘉

1987 年，《游离组织组合移植术》获卫生部科技进步奖一等奖，第一完成者于仲嘉

1988 年，《游离组织组合移植术》获上海市科技进步奖二等奖和国家科技进步奖三等奖，第一完成者于仲嘉

1993 年,《外固定支架技术及临床应用》获上海市科学技术博览会金奖,第一完成者于仲嘉

1993 年,《单侧多功能外固定支架和配套工具的研究及临床应用》获上海市卫生局科技进步奖二等奖,第一完成者于仲嘉

1996 年,《大面积软组织缺损的急诊修复》获上海市卫生局医疗成果集体三等奖

1996 年,《急诊显微外科修复肢体缺损 16 例》获上海市临床医疗成果奖三等奖

1997 年,《单侧多功能外固定支架及关节系列和临床应用技术》获上海市科技进步奖三等奖,第一完成者于仲嘉

1998 年,《四肢显微血管外科学》获上海市科技进步二等奖(著作奖),第一完成者于仲嘉

1998 年,《急诊显微外科修复肢体复杂组织缺损》获卫生部科技进步奖三等奖和上海市科技进步奖三等奖,第一完成者曾炳芳

1999 年,《关节镜下采用自体髌韧带重建膝前交叉韧带》获上海市临床医疗成果奖三等奖和上海市卫生局科技进步奖三等奖,第一完成者蒋垚

2004 年,《动脉液压扩张的实验研究与临床应用》获上海医学科技奖三等奖,第一完成者范存义

2004 年,《动脉液压扩张的实验和临床研究》获上海市科技进步奖三等奖,第一完成者范存义

2005 年,《股骨头缺血坏死显微外科治疗的临床和基础研究》获中华医学科技奖三等奖,第一完成者张长青

2005 年,《股骨头缺血性坏死显微外科治疗的基础和临床研究》获上海医学科技奖二等奖,第一完成者张长青

2005 年，《股骨头缺血性坏死显微外科治疗的基础和临床研究》获上海市科学技术进步奖三等奖，第一完成者张长青

2005 年，《膝关节置换术中以股骨髁上线为标准行轴向测量的可靠性研究》获上海医学科技奖三等奖，第一完成者罗从风

2006 年，《膝关节稳定性重建的系列临床研究》获上海医学科技奖三等奖和上海市科技进步奖三等奖，第一完成者赵金忠

2007 年，《富血小板血浆修复骨组织和软组织的基础和临床研究》获中华医学科技奖三等奖，第一完成者张长青

2008 年，《单足供趾再造手技术改进的相关研究和临床应用》获上海医学科技奖三等奖，第一完成者曾炳芳

2009 年，《富血小板血浆修复骨组织和软组织的基础及临床研究》获教育部科技进步奖二等奖，第一完成者张长青

2009 年，《动脉穿支组织瓣的研究与临床应用》获上海医学科技奖三等奖，第一完成者柴益民

2010 年，《慢性骨髓炎临床治疗的研究》获上海医学科技奖二等奖，第一完成者张长青

2010 年，《微创人工髋关节置换的解剖和临床研究》获高等学校科学研究优秀成果奖科技进步奖二等奖，第一完成者张先龙

2010 年，《微创人工髋关节置换的解剖和临床研究》获上海医学科技奖二等奖，第一完成者张先龙

2010 年，《慢性骨髓炎治疗技术的临床应用》获上海市科学技术奖二等奖，第一完成者张长青

2011 年，张先龙《微创人工髋关节置换的解剖和临床研究》获上海市科技进步奖三等奖

2011 年，张长青《慢性骨髓炎治疗的临床与基础研究》获高等学校科学研究优秀成果奖科技进步奖二等奖

2011 年，《胫腓骨骨折的系列研究及其临床应用》获国家科技进步奖二等奖，六院为第二完成单位

2012 年，全国中青年论文竞赛一等奖

2012 年，张长青《吻合血管的游离腓骨移植治疗股骨头坏死的临床应用于修复机制》获教育部科技进步一等奖

2012 年，张长青《慢性骨髓炎治疗的临床与基础研究》获教育部科技进步奖二等奖

2012 年，张长青《吻合血管的游离腓骨移植治疗股骨头坏死的临床应用与修复机制》获高等学校科学研究优秀成果奖科技进步奖一等奖

2012 年，张先龙《微创人工髋关节置换的解剖和临床研究》获中华医学科技三等奖

2013 年，张长青《股骨头坏死显微外科修复的新技术及相关研究》首次获上海市科技进步一等奖

2013 年，范存义《肘关节功能障碍和组织粘连防治新技术建立与相关基础研究》获中华医学奖二等奖

2013 年，范存义《肘关节功能障碍和组织粘连防治新技术建立与相关基础研究》获高等学校科学研究优秀成果奖二等奖

2013 年，范存义《肘关节功能障碍的治疗方案优化与相关基础研究》获上海医学科技奖二等奖

2013 年，骨科教学团队获上海交通大学医学院"优秀教学团队"称号

2014 年，范存义《肢体创伤后组织粘连的发生发展机制及治疗策略》获上海市科技进步一等奖

2014 年，何耀华《可降解医用金属镁合金骨内植物的生物相容性研究》获上海市医学科技二等奖

2015 年，柴益民《微外科技术修复肢体复杂缺损新策略的基础及临床研究》获上海市科技进步一等奖

2016 年，张长青《保髋外科治疗关键技术的建立和临床应用》获中华医学科技奖一等奖

2016 年，张长青《股骨头坏死阶梯化治疗的建立与应用》获上海医学科技奖成果推广奖

2018 年，柴益民《肢体复杂组织缺损修复重建关键技术的创新及应用》获华夏科技进步奖一等奖

2019 年，赵金忠《膝关节功能障碍的结构与功能重建新技术及规范化治疗体系的建立》获上海市医学科技奖一等奖

2020 年，方秉华、王韬《急诊室故事》医学科普纪录片获国家科技进步奖二等奖

2021 年，范存义《创伤后肘关节功能障碍关键治疗技术的建立及临床应用》获国家科学技术进步奖二等奖

2022 年，张伟获上海医学科技奖一等奖

3. 荣誉称号

1964 年 3 月 8 日，门诊外科护理组和骨科护理组获评上海市"三八红旗集体"

1978 年，骨科和断肢再植研究室获"全国卫生红旗"

1982 年，骨科护理组获评上海市三八红旗集体

1985 年，于仲嘉获全国优秀医务工作者称号和五一劳动奖章

1986 年，于仲嘉获评上海市劳动模范

1986 年，于仲嘉获国家"有突出贡献的专家"的称号

1987 年，于仲嘉获评上海市优秀科技工作者、上海市劳动模范

1988 年，于仲嘉获评上海市劳动模范

1990 年，于仲嘉获政府特殊津贴

1992 年，姜佩珠获评上海市三八红旗手

1992 年，于仲嘉获评 1991 年度上海市劳动模范

1992 年，曾炳芳获评上海市优秀中青年医师

1993 年，何鹤皋获政府特殊津贴

1994 年，骨科医生组获评 1993 年度上海市劳动模范集体

1995 年，曾炳芳获政府特殊津贴

1997 年，于仲嘉获上海市医学荣誉奖

1998 年，于仲嘉获评上海市科技功臣

2001 年，于仲嘉获徐光启科技奖银奖

2001 年，杨健获评上海市新长征突击手

2003 年，张先龙获上海市卫生系统第九届"银蛇奖"三等奖

2004 年，姜佩珠获上海市卫生系统"十佳医生"荣誉称号

2005 年，姜佩珠获上海交通大学医学院院长奖医疗奖

2008 年，范存义、高洪获授上海市抗震救灾先进个人

2008 年，范存义获全国抗震救灾模范

2010 年，于仲嘉获中国显微外科终生成就奖，曾炳芳获中国显微外科杰出贡献奖

2012 年，张长青获"全国卫生系统先进工作者"荣誉称号

2012 年，张长青获"上海市教卫党委系统创先争优优秀共产党员"称号

2013 年，张长青获上海市卫生系统职业道德建设先进个人

2021 年，上海市第六人民医院创伤骨科临床医学中心获授上海市卫生健康系统先进集体

4. 人才建设

1999 年，范存义入选第一批医苑新星培养计划

2002 年，赵金忠入选第二批医苑新星培养计划

2003 年，张长青进入卫生系统百人跟踪计划

2005 年，张春林入选上海市优秀青年人才培养计划

2005 年，王金武入选上海市青年科技启明星计划

2006 年，张长青入选上海领军人才培养对象，张长青增补为上海市医学领军人才培养对象

2006 年，张长青获上海市医务职工科技创新新人

2007 年，张长青入选上海市优秀学科带头人计划（A 类）、上海交通大学百人计划

2008 年，王金武入选上海市青年科技启明星跟踪计划

2009 年，刘旭东入选上海市青年科技启明星计划（A 类）

2010 年，燕晓宇入选上海市青年科技启明星计划（A 类）

2015 年，高悠水入选上海市青年拔尖人才（市部级）

2015 年，刘珅入选启明星计划（市部级）

2015 年，王春阳入选青年科技英才扬帆计划（市部级）

2016 年，柴益民获评上海市领军人才

2016 年，李广翼入选上海市浦江人才计划（A 类）

2016 年，郑宪友入选上海市浦江人才计划（D 类）

2016 年，刘珅获评上海交通大学 SMC- 晨星优秀青年教师（B 类），入

选上海交通大学医学院双百人计划

2017 年，于仲嘉获上海医学发展终身成就奖

2017 年，张长青获上海医学发展杰出贡献奖

2017 年，刘珅获评青年拔尖人才（市部级）

2017 年，程鹏飞和关俊杰入选扬帆人才计划（市部级）

2017 年，贾伟涛入选上海市人才发展基金（市部级）

2017 年，贾伟涛入选上海交通大学医学院双百人队伍和上海杰出青年医学人才培养资助计划（校局级）

2017 年，程涛入选浦江人才计划 D 类；上海交通大学医学院"协同创新团队"张长青团队

2018 年，刘珅获国家自然科学优秀青年基金（国家级）

2018 年，何耀华获评上海市优秀学术带头人

2018 年，郭尚春入选浦江人才计划（D 类）

2018 年，高俊杰获中国博士后基金

2018 年，朱同贺获评上海市超级博士后

2018 年，高俊杰入选"博士后国际交流计划"引进项目（市部级）

2018 年，刘珅入选上海交通大学医学院双百人队伍（校局级）

2019 年，刘珅入选国家自然优青项目

2019 年，徐正良入选扬帆计划

2019 年，何耀华获评优秀学科带头人

2020 年，钱运、刘伟、燕宇飞入选扬帆计划

2020 年，朱同贺入选启明星项目

2020 年，张伟获评优秀学科带头人

2020 年，蔡江瑜入选博士后国际交流计划

2020 年，高悠水、陈道运、赵松、张智长入选浦江人才

2021 年，杨前昊、杨超、李亚明、孔令志入选扬帆计划

2021 年，苏为入选启明星项目

2021 年，刘珅获评青年优秀学术带头人

2021 年，付凯入选博士后国际交流计划

2021 年，索金龙获中国博士后科学基金资助

2022 年，吴狄入选浦江人才计划

2022 年，龚良智、唐千、何人可、王重阳、蔡江瑜入选启明星计划

5. 人才计划（1999—2022 年）

项目来源	项目级别	项目数量
科技部	国家级	9
国家卫计委	国家级	3
国家自然科学基金委	国家级	183
基金委	国家级	19
教育部	市部级	3
上海市人保局	市部级	5
上海市人社局	市部级	7
上海市科学技术委员会	市部级	24
上海市科学技术委员会、上海市人力资源和社会保障局	市部级	1
上海市人力资源和社会保障局	市部级	3
上海市人社局	市部级	1
上海市科委	市部级	112
上海市委组织部	市部级	2
中国博士后基金会	市部级	12
中国博士后科学基金会	市部级	13
上海交通大学	校局级	57
上海交通大学医学院	校局级	32

项目来源	项目级别	项目数量
上海市教育委员会	校局级	4
临港新片区管委会	校局级	1
上海市浦东新区科技和经济委员会	校局级	1
上海交通大学医学院	校局级	1
上海市体育局	校局级	1
上海申康医院发展中心	校局级	20
上海市卫生和计划生育委员会	校局级	47
上海市卫生健康委员会	校局级	12
上海市徐汇区科学技术委员会	校局级	1

后 记

1959 年，上海市第六人民医院骨科成立。1963 年 1 月 2 日，上海第六人民医院骨科医生陈中伟和外科医生钱允庆为右手腕被切断的工人王存柏实施了世界首例成功的断肢再植手术。断肢再植的成功在中国和世界现代医学史上留下浓墨重彩的一笔，但六院骨科并未停止探索的脚步，他们相继攻克断肢再植相关的各类技术难题，积累了丰富的临床经验。在六院骨科不断投入研究的基础上，于仲嘉医生在 1978 年 10 月成功完成了一次世界级的手术创新。他首次将病人自己的足趾移植到前臂截肢的残端，再造出有感觉、能活动的新手，此次手术成果被誉为"中国手"。此后，六院骨科在四肢显微外科技术领域的持续耕耘，确保了我国显微外科技术水平长期处于国际领先地位。如今，六院骨科再次得到国家的信任和委托，将与北京积水潭医院一同设立国家骨科医学中心，落实相应职责任务，带动全国骨科领域的建设与高质量发展。2023 年 2 月 26 日，上海市第六人民医院国家骨科医学中心正式启动。

六院骨科在外科领域的一次次独具特色的突破，离不开骨科同仁们对时代脉搏的感知，对国家社会责任的承担，对病患疾苦的共情。透过六院骨科技术的发展，我们不难感受到骨科与国家社会发展的共鸣，看见其在不断锐意进取之中所要回应的社会需求和国家期许。同样，我们在编撰过程中，阅读了形式多样的资料，如医学汇报、病例、会议纪要、科室行政记录等历史档案。透过这些尘封的历史纪录，我们得以观察到在不同时代里专家、病人、国家的互动方式。一个个典型手术个案记忆被重新唤起，我们在感动的同时，也得以知晓六院骨科如何在医术仁心这一职业伦理的感召下，以技术创新为支点，建构起连接医疗救治、对外交流、人道救援、技术传播、医疗体制改革等多领域的网络。

在理解断肢再植这一重大技术突破的案例之时，我们试图展现出这类技术所承载的多种面向的意义。我们认为六院骨科在断肢再植技术取得的杰出成就与当时的医疗政策和工业生产力的需求息息相关。陈中伟医生专注于治疗手外伤，来自他对党和政府号召的响应——"到工厂去、下农村去、到生产的第一线去"。他对当时工厂的劳动条件与状况进行了细致观察，对一线工人的艰辛和劳动深有感触。彼时，工业生产刚刚起步，作业环境与安全规范尚处在亟待完善的初级阶段，手在操作中受伤的情况较多；而工人十分珍惜自己双手的劳动能力，渴望恢复健康，投入新社会的建设之中，展现自身的价值。断肢再植是陈中伟医生感受到劳动人民希望保障劳动能力、继续参与社会主义国家建设的热忱期盼之后的大胆尝试。断肢再植手术的成功所需的技艺、思路、器械都离不开医生们的专业积淀、医护之间的协作、医生与工人的接触、工人与医生的合作，这是一个集体创造知识的时代。此后，在六院同仁的技术传播与推广之中，断肢再植无疑成为中国国内医疗技术培训和医疗外交中的重要板块。断肢再植这一肢体连接技术也连接起地区与地区之间的互助、国与国之间的交往，为实现中国特色医疗人道主义作出了突出贡献。

断肢再植的叙事无疑带着独特的时代特色。我们希望此次骨科历史的编撰能呈现出科室历史和医学技术史的多维度视角，展现出不同时代下，医护人员与劳动人民、社会的共振。因而，我们尝试在书写之中融入更多的时代理解，并基于行动挖掘和分析了人物的心态和动机。正如张长青教授在近期谈到当今人们对保肢的认识，以及这种认知对医疗团队的促进作用。他表示，保肢，对患者来说就是一生一次的机会，每台手术都可能影响病人一生的幸福，这推动着医生不断追求技术的进步，"最初可能只是为了修复重建患者的劳动功能；之后从'整体'理念出发，关注到了患者外观形象的修复；如今从'身心一体'出发，我们希望修复重建的是患者对于生活的希望"。

六院骨科的历史编撰是一扇重要的窗口，通过历史的书写，我们不仅可以理解技术创新进步为治疗疾病带来的可能与希望，更能透过这些凝结了各方努力和心思的技术，了解当时劳动人民在社会生活和劳动生产之中对身体和健康的认识，理解国家对医疗体系的建构和安排，感受医护人员为保障人民健康在科研领域上的钻研、在科室文化建设上的投入、在传播技术知识上的无私。所以，我们不仅在书写断肢再植时采纳了这种分析方式，也将此种编撰思路贯穿了整本书的写作。

断肢再植是六院骨科发展史上的重要契机，此后六院骨科还创造多次重大的突破，并随着时代需求而动，积极调整，不惧艰难，敢于攻坚，因而能够一直将其医学技术和医疗服务保持在国际领先水平。支撑六院骨科不断发展的动力和精神是什么呢？我们也尝试从建制沿革、科研发展、教学工作、科室文化这四个维度来挖掘六院骨科的独特精神。从建制沿革中，可见骨科如何主动调整学科发展方向、改革管理结构、采纳新的制度章程以适应不同时代的需求。从科研发展中，可见骨科如何在传承学科特色的情况下进行突破，考察和发展新的亚学科，并在此基础上建立多元化发展又通力合作的学科体系。从教学工作中，可见骨科如何改革教学体制，安排教学和实习内容，促进产学研结合和保障学科人才梯队的持续发展。从科室文化中，可见骨科如何随时代发展，推进和建设自身文化，并有机融入医学伦理和人道救助精神，以医术仁心惠及患者。我们很难用简短的答案来枚举支撑六院骨科不断发展的动力和精神。回顾六院骨科七十年来的发展历程，其不断前行的脚步凝结了多代骨科同仁的心血，其成就离不开国家给予和助力的发展平台、社会的需求和病人的信任。

六院骨科用与社会的发展密切呼应、独特的医学理念、不断创新的医疗技术连接了医患关系，承载着众多期盼与责任，昭示了未来与希望。我们相信，随着国家骨科医学中心的建立，六院骨科将成为承载更多发展责任的新载体。它将进一步提升医学、教育、科研协同发展；将持续提高临床技能、服务质量和科技创新，推动优质医疗资源扩容和区域均衡布局。这是有效提高我国骨科领域医疗卫生服务能力的重要举措，同时它也将深度参与国际医学的合作竞争。

妙手镌骨七十载，仁心医术济天下。上海市第六人民医院骨科发展即将站上新的舞台，翻开崭新的一页，我们也热烈期盼六院骨科书写出新的发展篇章，在历史上留下更加动人的璀璨一页。

本书由复旦大学历史系《医疗卫生史》课题组负责编撰，由复旦大学历史系教授、博士生导师李宏图教授领衔，课题组成员多为专门研究医疗卫生史的博士研究生。在编写过程中，课题组集思广益，密切合作，互相切磋，终于编撰完稿。课题组具体分工如下：课题组组长李宏图，课题组执行组长张晶晶，执笔人朱莹琳、袁尚、姚聪、伍繁启。具体编写分工如下：张晶晶负责提出研究思路，设计著作大纲，最终版本修订；朱莹琳负责资料整理，完成著作中第五部分的撰写工作；姚聪负责著作中第一、二部分的撰写工作；袁尚负责著作中第三部分的撰写工作；伍繁启负责著作中第四部分的撰写工作。李宏图负责了最后的审读。

在此，我们非常感谢上海市第六人民医院副院长、骨科学科带头人张长青教授给予我们这次编撰骨科历史的机会，让我们接触到医学技术进步背后的故事，并使历史的记忆再次复活。与此同时，我们也非常感谢骨科的同仁们、宣传部和档案室的老师们为我们提供了丰富资料，并耐心细致地帮助我们厘清与解答阅读时的种种疑惑。我们有幸通过他们的热情帮助，完成《妙手镌骨七十载：上海市第六人民医院骨科发展纪略》这本书，相信这本书记录的不仅是六院骨科人不断奋进、勇攀高峰的过去，而且更是对骨科未来发展的一种希冀与期盼。

复旦大学历史系《医疗卫生史》课题组

2023 年 6 月 8 日

图书在版编目(CIP)数据

妙手镌骨七十载:上海市第六人民医院骨科发展纪
略/复旦大学历史系《医疗卫生史》课题组编. —上海:
上海人民出版社,2023
ISBN 978 - 7 - 208 - 18425 - 1

Ⅰ. ①妙… Ⅱ. ①复… Ⅲ. ①骨科学-医学史-上海
Ⅳ. ①R68 - 092

中国国家版本馆 CIP 数据核字(2023)第 132800 号

责任编辑 刘华鱼
封面设计 一本好书

妙手镌骨七十载:上海市第六人民医院骨科发展纪略
复旦大学历史系《医疗卫生史》课题组 编

出	版	上海人民出版社
		(201101 上海市闵行区号景路 159 弄 C 座)
发	行	上海人民出版社发行中心
印	刷	上海盛通时代印刷有限公司
开	本	720×1000 1/16
印	张	13.25
插	页	4
字	数	152,000
版	次	2023 年 10 月第 1 版
印	次	2023 年 10 月第 1 次印刷

ISBN 978 - 7 - 208 - 18425 - 1/K · 3304

定	价	158.00 元